Completa *im*PERFECCIÓN

Libérate de la seducción del Perfeccionismo y disfruta tu vida

DRA. MARY ANN MARTÍNEZ

Marcasa Books

ISBN-13: 978-0-9763015-2-3
ISBN-10:0976301520

Para solicitud de permiso escriba a:
Marcasa Books
PO Box 5442
Caguas PR 00726

O escriba a mmartinez@consejeria.net.

Publicado en Estados Unidos de América

Este libro contiene información con la intención de ayudar a los lectores a estar mejor informados. Se presenta como un consejo general. Siempre consulte con su doctor para sus necesidades individuales. Este libro no sustituye el consejo profesional de un terapeuta licenciado o un médico. El lector debe consultar a su profesional de la salud sobre cualquier asunto relacionado a su salud mental y su salud general.

Los nombres, historias y situaciones mencionadas en este libro son ficticios y su propósito es servir de ejemplo. Cualquier parecido con otras personas, vivas o muertas, es pura coincidencia.

A mi esposo…
tu amor me ha hecho creer que la perfección existe.

Contenido

Contenido 5

Introducción 11

Define perfeccionista 13

¿Eres perfeccionista? 18

¿Qué piensa la gente? 19

En tu opinión, ¿Qué es un perfeccionista? 21

La verdad sobre el perfeccionismo 23

Lo que distingue al perfeccionista 26

Estándares personales altos 27

Preferencia por el orden y la organización 30

Excesiva preocupación por los errores 35

Percepción y los padres 37

Duda de las acciones personales 41

Perfeccionistas para todos los gustos 43

Tipos de perfeccionismo 49

Nace un perfeccionista 52

Lo que sabemos: El tiempo dirá 53

Lo que sabemos: ¿Es culpa de la motivación? 54

Lo que sabemos: No podemos escapar de la familia........ 57

Lo que sabemos: La religión también 61

Viviendo con un perfeccionista 64

Lo bueno, lo malo y lo feo 72

Ojo crítico 76

Defensivos 77

Focaliza en resultados 78

Procrastinar 80

Venciendo el perfeccionismo 83

¿Qué ganarías cambiando o modificando tu perfeccionismo? 84

Comienza con el pensamiento.. 86

Cambia tu discurso interno.. 95

Analiza el costo 97

Crea consciencia de tus tendencias 98

Mira lo positivo 99

Disfruta el proceso 100

Aprende a manejar la crítica 100

"Baby steps" 103

Establece tus prioridades 103

Miedo al éxito 105

¿Por qué? Algunas de las causas 106

Cinco tipos de saboteadores y sus estrategias de autosabotaje 107

Cómo evitar el autosabotaje 110

El Síndrome del Impostor 113

Mi historia 113

¿Qué es el Síndrome del Impostor? 121

¿Quiénes padecen el Síndrome del Impostor? 126

¿De dónde surge todo esto? 127

1. El grupo familiar 129

2. La personalidad 131

3. El género 133

El perfeccionismo y el Síndrome del Impostor 134

Estrategias de manejo 136

Relación directa 137

17 Estrategias para vencer el Síndrome del Impostor 137

Mitos sobre el perfeccionismo 142

Los perfeccionistas no descansan hasta que lo que están haciendo quede perfecto. 142

Los perfeccionistas siempre son exitosos. 143

Los perfeccionistas nunca son holgazanes. 143

Los perfeccionistas sufren de trastorno obsesivo-compulsivo. 144

Los perfeccionistas son perfectos; nunca se equivocan. 145

Los perfeccionistas tienen gran autoestima....... 145

Uno puede elegir ser perfeccionista. 146

Un perfeccionista puede decidir dejar de serlo. 146

Todos los perfeccionistas tienen los mismos estándares de perfección. 147

Los perfeccionistas nunca dejan las cosas para el final. 148

¿Eres perfeccionista? 149

Cuestionario sobre Perfeccionismo 151

Interpretación del cuestionario 154

Eres perfeccionista si... 156

¡Gracias y éxito! 159

Notas 160

Sobre la autora 164

Introducción

En el 1980 la actriz de Hollywood ganadora del Oscar, Bette Davis, dijo en una entrevista: "Incluso la oportunidad de fracasar tiene valor, especialmente si tienes la oportunidad de tener éxito… Debes darte cuenta que el éxito se construye sobre la decepción, y la decepción es inherente a todo éxito."

No hay nada más aterrador para un perfeccionista, que el fracaso. Llevar la carga del perfeccionismo es agotador, física, mental, emocional y espiritualmente. Aunque muchos se precian de ser perfeccionistas -atribuyéndose el calificativo como si fuera una gran virtud- los verdaderos perfeccionistas sabemos que el asunto no es tan glamoroso ni mucho menos divertido.

Ser perfeccionista (y vivir con uno) es abrumador; es correr una carrera en la que solamente participas tú, construir un escenario donde solamente tú actuarás y vivir en un mundo que solamente tiene sentido para ti.

Con este libro pretendo dar de luz sobre lo que realmente es el perfeccionismo y diferenciarlo de lo que no es. Pensando en la persona perfeccionista y en aquellos que desean ayudarlos (ya sea en calidad de amigo, familiar o profesional), se presentan definiciones, características y clasificaciones del perfeccionismo -porque no todos los perfeccionistas son creados iguales.

Con la intención de profundizar un poco en el tema -y no quedarnos en la superficie, hablando de lo que ya todos sabemos- exploramos el origen de este rasgo de la personalidad; cómo, dónde y por qué surge. Además, tratamos otros temas y cómo se relacionan al perfeccionismo, como lo es el miedo al éxito y el Síndrome del Impostor.

Más aún, reconozco que es necesario moverse de los conceptos e ideas, a la vida práctica. Por eso comparto estrategias para manejar -en algunos casos, vencer- el perfeccionismo y otros fenómenos derivados de él.

En el último capítulo encontrarás un inventario que te ayudará a explorar si eres perfeccionista y cuán intensos son tus rasgos de perfeccionismo.

Con la esperanza de que la lectura de este libro te sea de tanta ayuda como lo fue para mí escribirlo, te invito a descubrir Completa Imperfección.

CAPÍTULO UNO

Define perfeccionista

La identidad de un hombre consiste en la coherencia entre lo que es y lo que piensa.

-Charles Sanders Peirce, 1839-1917

¿Qué es un perfeccionista? ¿Alguien especial? ¿Una persona única? ¿Un virtuoso de la vida? ¿Es quien pone la chispa en la existencia de todos? ¿O es una persona con serios problemas mentales? ¿Un verdugo? ¿Un aguafiestas?

Las respuestas a estas y muchas otras preguntas sobre lo que es un perfeccionista dependerán de quién hace la pregunta y quién ofrece la respuesta. Si le preguntas a un perfeccionista, sus respuestas serán tan elevadas y sensacionales que dirás: "Caramba, si existieran más perfeccionistas, viviríamos en un mundo mejor".

En mi práctica como terapeuta he conversado con personas que me dicen -con aires de orgullo y satisfacción- "Lo que pasa es que yo soy una persona perfeccionista", como si con eso explicaran el hecho de que el problema que tienen en sus vidas, se debe a que los demás no están en su nivel de "calidad".

A los ojos del perfeccionista, el perfeccionismo es una virtud. Aun aquellos que admiten que ser perfeccionista les trae problemas, en realidad se disfrutan su perfeccionismo. Aparentan querer cambiar, pero la verdad es que les gusta ser así. Incluso, los más disfuncionales llegan a disfrutar el hecho de que los demás no sean "tan perfectos" como ellos. En otras palabras, mientras discuten con alguien por cualquier cosa, por dentro están pensando: "Tú no entiendes, porque no eres tan perfecto como yo", "Qué bien se siente señalar lo que está mal", "Algún día te darás cuenta… algún día tendrás que admitir que tengo la razón."

El perfeccionista proclama victoria constantemente. Se siente un triunfador. ¿Sobre qué? ¡Sobre la mediocridad, por supuesto! ¡Sobre las imperfecciones que habitan el mundo! El perfeccionista es el guerrero que anda luchando contra todo y contra todos para que las cosas sean "como deben ser". El problema es que ese "como deben ser" solamente existe en la mente del perfeccionista; la lógica de "cómo deben ser las cosas" es un concepto ideal que solo vive en el mundo interior de la persona perfeccionista.

Por otro lado, los que viven en el mundo exterior (o sea, los que están fuera de su cabeza… básicamente toda la humanidad) no entienden la "perfecta lógica" detrás de los reclamos de un perfeccionista. De hecho, si le preguntas "¿qué es un perfeccionista?" a alguien que *le tocó vivir con uno*, te dará unas respuestas muy interesantes.

Aquellos que viven o se relacionan con perfeccionistas, dirán que éstos pueden convertir tu vida en un infierno. Que todo está en paz, hasta que llega esa persona; que es alguien que sabe "apretar tus botones". Dirá que es una persona obstinada, que no escucha opiniones y que piensa que siempre tiene la razón. Algunos podrían decir que un perfeccionista puede ser una persona arrogante y burlona; que se siente y se proyecta por encima de los demás… que parece que disfruta torturar a otros.

El perfeccionismo es un *estilo de vida*. Va más allá de querer que algo esté bien hecho. La mayor parte de las veces no tiene que ver con lo que la persona hace, sino con lo que la persona es, o al menos con lo que la persona *percibe* que es. Se vuelve parte de su identidad; y en ocasiones *toda* su identidad está fundamentada en la creencia de que se posee la perfección.

El perfeccionismo también se convierte en una *filosofía de vida*. Y como toda filosofía de vida, gobierna tus creencias, tus acciones, tu forma de ver las cosas y la manera en que resuelves los problemas.

En este punto, tengo que hacer la diferencia entre la persona que solamente busca la excelencia en algo, y un perfeccionista. La persona que le gusta hacer lo mejor posible en una tarea, no necesariamente es perfeccionista. Por ejemplo, un chef que debe cocinar una cena especial para un grupo de personas, buscará la excelencia y hará su mejor esfuerzo para que la comida quede deliciosa. Igualmente, un artista (pintor, escultor, actriz) pondrá su alma y corazón en lo que hace de modo que el resultado sea excelente.

De hecho, hay profesiones en las que, definitivamente, esperamos que las personas busquen la perfección, especialmente si nos tocan de cerca. Definitivamente, esperamos que el piloto que va a volar y aterrizar el avión en el que estamos montados, sea un perfeccionista.

Cuando mi hija tenía 22 años necesitó ser operada para removerle la vesícula. Fui a acompañarla a su primera cita con el cirujano donde iba a ser evaluada para programar la cirugía. Mientras esperábamos en su oficina, entra este muchacho, vestido de forma muy casual y moderna; parecía un estudiante de segundo año de universidad. Recuerdo que pensé: "Jumm, es demasiado joven, ¿será un empleado de la oficina?" El joven se presenta: "¿Qué tal? ¿Cómo están? Soy el Dr. _____..." Inmediatamente pensé: "¡Tan joven! No debe tener mucha experiencia. ¡Quizás se graduó apenas el año pasado!" Mi mente siguió: "¿Y si aun no ha perfeccionado su técnica? ¿Cuántas cirugías habrá realizado?"

Mientras en mi mente yo estaba al borde de la

histeria, el doctor comenzó a hablarnos. A medida que fue explicándonos el proceso de cirugía, me fui tranquilizando. Incluso, nos ofreció utilizar una nueva técnica que resultaría mejor para mi hija, por su edad y buena condición física. Hablaba con tanta seguridad, tanto detalle y tanta determinación que pensé: "Este hombre es un perfeccionista". Cuando terminó de explicarnos todo el procedimiento y detalles de la cirugía, con una sonrisa y mucha seguridad nos dijo: "Yo no seré el mejor cirujano del país, pero me paseo entre ellos." No solo era un perfeccionista, ¡estaba orgulloso de serlo! ¡Qué bueno, porque él iba a operar a mi hija!

Pero, como mencioné antes, una persona que realiza ciertas tareas buscando la perfección en ellas, no necesariamente es perfeccionista. El perfeccionismo al que hacemos referencia aquí es aquel que se adopta como estilo y filosofía de vida. Cuando es así, impacta muchas (si no, todas) las áreas de la vida del individuo, de una forma u otra. Se trata de los eventos trascendentales e importantes de la vida; pero también se trata de las cotidianidades, muchas veces insignificantes y que no tienen trascendencia.

Aunque para la persona perfeccionista, sus acciones y pensamientos tienen mucho sentido, su obsesión con la perfección trasciende todo razonamiento lógico, al menos para los que ven de afuera. Es por eso que explicarles que "nadie es perfecto" no tiene mucho efecto en la persona. El perfeccionista *sabe* que nadie es perfecto; lo entiende. Pero su obsesión no tiene que ver con la falta de conocimiento de que "nadie es perfecto". No se trata de información, sino de formación. (Luego hablaremos de esto.)

¿Eres perfeccionista?

Hacia la parte final de este libro encontrarás unas características que ayudarán a identificar si eres perfeccionista. Pero el hecho de que lo estés leyendo me sugiere que eres perfeccionista, sospechas que lo eres o compartes tu vida con alguien que lo es. Posiblemente has puesto en duda la creencia de que el perfeccionismo es deseable.

Algunos expertos dicen que todo el mundo tiene algún rasgo de perfeccionista. Es posible que alguien te haya dicho que eres perfeccionista, como un halago o como una crítica. O posiblemente tú le has hecho el señalamiento a alguien.

En mi caso, debo hacer una confesión: Mi nombre es Mary Ann Martínez, y soy una perfeccionista.

Muy bien, ya saqué eso de mi sistema. El primer paso hacia la recuperación es reconocer que tenemos un problema. No podemos cambiar lo que no aceptamos.

Cuando era joven (y mi vida era mucho menos complicada), pensaba que mi perfeccionismo era una gran virtud. Me enorgullecía ser así. Mi obsesión con la excelencia me llevó a alcanzar metas importantes, desarrollar proyectos y completar tareas de envergadura. Aunque tengo que reconocer que mi perfeccionismo no me afectaba en mis relaciones interpersonales (más adelante hablaremos de cómo este mal afecta las relaciones), sí me afectaba de forma personal, emocional y espiritual. De hecho, todavía me afecta, aunque en menor escala gracias a que he aprendido a reconocer mi problema.

Sin embargo, a medida que fui madurando (y, por lo tanto, mi vida se fue complicando), comencé a preguntarme si verdaderamente este asunto del perfeccionismo era una virtud o un gran defecto (claro, así pensamos los perfeccionistas, en los extremos: si no es excelente, entonces es un defecto). Mi estilo y filosofía de vida comenzó a ser un obstáculo. ¿Cómo es que lo que me funcionó por tanto tiempo, ahora no me sirve?

¿Qué piensa la gente?

Me di a la tarea de preguntar a las personas algunas cosas sobre el perfeccionismo. Así que realicé una encuesta cibernética (*online*) para conocer la opinión de las personas sobre el tema. Admito que la encuesta no fue científica y no será publicada en revistas profesionales del campo de la conducta humana. Pero tampoco tenía la expectativa de que lo fuera. La encuesta sirvió para nuestro propósito de conocer de forma general lo que las personas piensan al respecto.

La mayoría de los participantes estaban entre las edades de 30 a 60 años, y más de la mitad de los que respondieron fueron mujeres. En cuanto a la experiencia personal, básicamente 8 de cada 10 personas conocen a alguien que es perfeccionista. En otras palabras, una gran mayoría de las personas, en algún momento de sus vidas, tendrán que lidiar con un amigo, amiga, padre, madre, hermana, compañero de trabajo o vecino que vive obsesionado con la perfección y que piensa que las cosas no pueden ser de ninguna otra manera.

Ahora bien, un dato curioso: casi 7 de cada 10 personas de las que contestaron la encuesta dijeron que NO se consideran perfeccionistas (me pregunto qué opinan sus conocidos). A pesar de que *casi todo el mundo* dice conocer un perfeccionista, *casi todo el mundo* dice que no es perfeccionista (por lo menos en mi encuesta).

Me parece curioso porque muchos perfeccionistas que conozco (o aspirantes a perfeccionistas) admiten y hasta se jactan de serlo. Pero eso es cuando consideran que este rasgo es una virtud. Pero dentro del contexto de que el perfeccionismo es negativo, esos mismos perfeccionistas no admiten que lo son (después de todo, ellos son perfectos y no pueden tener el defecto de ser perfeccionistas).

En tu opinión, ¿Qué es un perfeccionista?

En mi encuesta, las respuestas a esta pregunta fueron bien interesantes, sobre todo porque hubo unas palabras y frases que se repitieron en muchas de las definiciones que dieron las personas. Algunas de éstas fueron:

- que no admite errores
- persona obsesionada
- que le gusta todo en orden
- que trata de ser perfecto en todo
- que no se conforma
- persona que nunca queda conforme
- persona que siempre piensa que hay que mejorar algo
- inflexible
- con tendencias obsesivas
- que no tolera
- que busca un ideal
- que hace lo mejor posible

Posiblemente pienses que estas descripciones

son un poco duras y que no representan quien tú eres. Es posible que coincidas con muchas de ellas y hasta puedas agregar unas cuantas más. La realidad es que todos vamos a percibir al perfeccionistas de acuerdo a nuestra experiencia personal y a nuestra interacción con la gente. Así que, las opiniones son subjetivas y todo el mundo tiene derecho a tener una.

Alejándonos un poco de las opiniones personales y subjetivas, vamos a explorar qué dicen los datos de los estudios sobre el tema (…se supone que éstos sean objetivos).

Capítulo dos

La verdad sobre el perfeccionismo

Nadie debería creerse perfecto, ni preocuparse demasiado por el hecho de no serlo.

-Bertrand Rusell (1872-1970)

si lo primero en lo que te fijas son los errores de algo…

si siempre tienes la sensación de que pudiste haberlo hecho mejor…

si tiendes a siempre corregir a los demás…

si te cuesta sentir satisfacción por una labor realizada…

Si te molesta que las oraciones anteriores comienzan con letra minúscula y terminan con puntos suspensivos …posiblemente eres perfeccionista (…o simplemente eres una persona maniática).

Desde hace poco más de 3 décadas el tema del perfeccionismo cobró importancia como tema de estudio científico. A pesar de que el perfeccionismo no es considerado un *diagnóstico de salud mental* (uff… no estamos locos), sí se considera como un rasgo o indicador dentro de algunos trastornos de personalidad. En otras palabras: el perfeccionismo no es un diagnóstico de una condición; pero algunas condiciones de salud mental tienen el perfeccionismo como uno de los rasgos o características de la condición.

Claro, siempre estará la pregunta de qué vino primero, el huevo o la gallina. En el caso de los perfeccionistas que padecen algún trastorno de personalidad, algunos expertos piensan que su perfeccionismo surge como resultado de la condición que padecen. Por otro lado, otros piensan que una persona excesivamente perfeccionista podría llegar a desarrollar un trastorno de personalidad.

Estadísticas entre el 2007 y el 2010 estiman que un 9 a 15% de la población en los EU padece de algún trastorno de personalidad[1]; y un 6% a nivel mundial.[2] En cuanto a qué porciento de la población es perfeccionista, el número va a variar considerablemente entre la opinión de los expertos, porque el perfeccionismo no es un diagnóstico clínico sino una característica o rasgo de la personalidad. Y, como ya dijimos, la percepción es subjetiva.

En lo que todos están de acuerdo es en que el perfeccionismo crónico puede llegar a ser muy debilitante. Te debilita emocional, mental, física, social y espiritualmente. A pesar de que, por alguna razón, cuando la gente piensa en un perfeccionista, piensa en alguien con éxito, que lucha y que alcanza metas (alguien que está en el tope del mundo), la realidad es que muchos perfeccionistas extremos pueden llegar a sufrir de depresión, anorexia, trastorno obsesivo-compulsivo, ansiedad y suicidio.[3] Algunos expertos lo asocian otros problemas físicos como dolor abdominal, problemas intestinales, migraña, alcoholismo y disfunción eréctil, entre otros (apuesto a que ese último sí llamó tu atención).

A muchas de estas personas les cuesta sentirse felices; y cuando se sienten felices, no les dura mucho la felicidad. En parte, debido a la profunda sensación de insatisfacción crónica, por la idea de que algo siempre pudo haber sido mejor.

Conocí a Elena, una joven de 29 años, soltera, quien todavía estudiaba en la universidad. Elena no había podido terminar sus estudios, no porque no tuviera la capacidad o la inteligencia para hacerlo; todo lo contrario. Se había graduado de su escuela con honores. Fue aceptada fácilmente en todas las universidades donde solicitó y tuvo a su disposición la oportunidad de entrar a estudiar en cualquier programa que quisiera. Ese precisamente fue el problema. Elena era una perfeccionista consumada. Su perfeccionismo la ayudó a graduarse con los más altos honores. Ahora en la universidad tenía demasiadas opciones (la verdad, tenía *todas* las opciones a su disposición).

Cuando algo así le ocurre a un perfeccionista,

el resultado es la parálisis. Como perfeccionista te cuesta trabajo tomar una decisión cuando las opciones son tantas. En tu mente, necesitas tomar la decisión perfecta, no puedes equivocarte; y, por lo tanto, te paralizas porque sobreanalizas las cosas.

Lo mismo le pasó a Elena. De hecho, cuando por fin decidió entrar a uno de los programas de la universidad, al poco tiempo comenzó a "interesarse" por otra cosa. Así que después de varios semestres, decidió cambiarse de programa. Solo para estar uno o dos semestres y nuevamente cambiar. Su insatisfacción no le ayudaba a permanecer en un programa de estudios hasta terminar. Al tener tantas otras opciones, tarde o temprano le llegaba la idea de que "posiblemente otro programa es mejor".

Lo que distingue al perfeccionista

Si te consideras perfeccionista, ¿qué dirías tú que te distingue como tal? ¿Qué dirían tus conocidos? Como hemos dicho anteriormente, las respuestas son subjetivas. Aun así, hay algunas características que, aunque no distinguen a todos los perfeccionistas, sí distinguen a una gran parte. Tienen la tendencia de ser muy críticos, extremistas en su forma de pensar y procrastinadores. (En otro capítulo hablaremos más en detalle de estas y otras características.)

En el 1990, Randy O. Frost desarrolló una escala para medir el perfeccionismo.[4] En sus estudios encontró que, interesantemente, hay 6 dimensiones en las que una persona es afectada. Veamos cuáles son.

Estándares personales altos

Antes se pensaba que esta era la característica principal y exclusiva de un perfeccionista. No es así. De hecho, una persona puede tener estándares altos para sí mismo y no ser un perfeccionista.

El tener altas expectativas de uno mismo, no es negativo. Incluso, se considera un aspecto potencialmente positivo del perfeccionismo. Cuando tus expectativas personales son altas, tiendes a dar lo mejor de ti, a hacer tu mejor esfuerzo. Luchas, porque no te conformas con *lo bueno*, sino que procuras *lo mejor*.

Muchas personas en la historia lograron grandes cosas porque sus expectativas personales fueron altas, pero muchos de esos logros tuvieron un precio alto. La actriz Gwyneth Paltrow confiesa ser una perfeccionista que se obsesiona con las pequeñas cosas, hasta el punto de pensar que necesita internarse en una clínica psiquiátrica; igualmente la empresaria y personalidad de la televisión, Martha Stewart. El perfeccionismo de Steve Jobs lo convirtió en prácticamente un maníaco y, finalmente, pudo haber sido lo que le costó la vida.

Ahora bien, ¿cuál es el problema, entonces, con que un perfeccionista tenga altas expectativas?

Para comenzar, está el tipo de expectativa que tiene. Para el perfeccionista no solamente son altas, sino que muchas veces son muy difíciles de alcanzar o inalcanzables. Son irreales. Si necesita perder peso, pretende perder 50 libras en 1 mes. Pero no es suficiente con llegar a su peso saludable, el perfeccionista pretende, de paso, adquirir un cuerpo digno de competir en fisiculturismo, en ese mismo lapso de tiempo.

Por otro lado, está el resultado en caso de alcanzar las expectativas. Si eres perfeccionista, no te sentirás satisfecho. Y, si llegas a sentirte feliz por haber alcanzado la meta, la felicidad no te durará mucho porque eventualmente sentirás que pudiste hacerlo mejor, que hubo fallas, que tardaste mucho, que quizás no debió ser de ese modo… las razones para sentir insatisfacción pueden ser infinitas.

Peor aún, si las expectativas que te pones no las cumples, entonces eres tu peor verdugo. Te frustras, te da rabia, te enojas contigo mismo por ser menos que perfecto.

Cuando te pones expectativas irreales, estás preparando el escenario para fracasar. ¿Por qué haría esto un perfeccionista? Las expectativas demasiado altas son el resultado de tener una idea irreal de sí mismo, de los recursos y de las circunstancias.

En otras palabras, tienes en tu mente una

"realidad ideal". Esta "realidad ideal" existe solamente en tu mente. Solamente tú la percibes. Construimos estas realidades alternas, cuando la verdadera no nos gusta, nos hace sentir incómodos, nos amenaza o nos decepciona. En tu "realidad ideal", tú puedes, te sientes bien, piensas que es fácil. En ese mundo ideal que percibes, tú eres 100% capaz, tus recursos son ilimitados o muy al alcance y las circunstancias son perfectas.

William pensó, cuando inauguró su nuevo negocio, que era cuestión de tiempo que se hiciera de mucho dinero. De hecho, esperaba estar comprando una nueva casa antes del primer año. Era su primer negocio (no sabía nada de administración) y era un restaurante (él no sabía nada de cocina). Para él, no importaba que no supiera de administración ni de cocina, porque el simplemente sería "la mente" detrás del negocio. Esperaba tener empleados que trabajaran para él y así vivir cómodamente con sus ganancias, gracias al trabajo de otros.

Muchos, incluyendo su esposa, le advirtieron que no lo hiciera. Pero el descartó los consejos porque pensaba que eran personas con mente negativa y que él no prestaría atención a opiniones contrarias a la de él. "Después de todo, posiblemente algunos de ellos simplemente sienten envidia por lo que voy a lograr… además, ninguno de ellos ha tenido nunca un negocio."

No buscó la asesoría necesaria antes de iniciar la empresa. Pensaba: "¿cuán difícil puede ser? Otros lo han hecho, yo también puedo." Nunca hizo estudio del mercado ni de la competencia (para qué, si él lo haría mejor que todos sus competidores). No calculó de forma real la inversión necesaria para operar exitosamente. En menos de 8 meses, William había cerrado su negocio, perdió mucho dinero y quedó con unas cuantas deudas que no tenía antes de iniciar su aventura comercial.

El error de William es clásico de un perfeccionista que establece metas demasiado altas porque tiene una visión irreal de sí mismo, de sus recursos y de las circunstancias.

A veces el temor de conocernos a nosotros mismos, de mirarnos tal cual somos, con nuestras "arrugas y verrugas", nos asusta. Nos incomoda mirarnos y encontrar que no cumplimos con nuestras propias expectativas. Nos espanta la idea de darnos cuenta que ¡no somos perfectos! La verdad es que, intelectualmente hablando, todos *sabemos* que no somos perfectos, pero hay personas que se sienten *mucho más imperfectos* que los demás.

Preferencia por el orden y la organización

Esta es otra de las "dimensiones positivas" del perfeccionismo (como ves, no todo es negativo.) ¿A quién no le agrada alguien que es ordenado y organizado? Especialmente, si es alguien con quien se vive o se trabaja, el hecho de que la persona sea ordenada, beneficia a todos.

Igual que la dimensión anterior, esta dimensión no es característica únicamente de los perfeccionistas. Tampoco es un rasgo indiscutible del perfeccionismo. Puedes ser una persona muy organizada y no ser perfeccionista. ¿Has visto a alguien en un restaurante acomodar los objetos que hay sobre la mesa (sal, pimienta, servilletas, etc.) de una forma simétrica o en cierto orden? Quizás conoces a alguien que necesita que todas las latas de comida dentro de la alacena estén colocadas con las etiquetas hacia delante o en cierto orden "lógico". Posiblemente tienes tu ropa guardada por colores –o alguna otra clasificación- dentro de tu armario. Aunque parecería lo contrario, estas personas no son necesariamente perfeccionistas. Son personas con ciertas "manías" o compulsiones, que confundimos con perfeccionismo. Puede que haya un perfeccionista que también sea maniático; pero estos dos rasgos no siempre van de la mano.

Al mismo tiempo, hay perfeccionistas que no viven en un ambiente ordenado ni organizado. De hecho, a veces poner las cosas en orden resulta difícil para un perfeccionista porque le paraliza el tener que tomar la decisión de por dónde debe comenzar. Quiere hacerlo todo y quiere hacerlo perfecto, así que puede sentirse abrumado al determinar cuál es el comienzo "perfecto" para poner orden.

Otra razón por la que algunos perfeccionistas no son organizados o no tienen orden en sus vidas es porque esperan el "momento perfecto" para hacerlo. Ese momento nunca llega.

Jenny es una joven madre soltera de 2 niños de edad escolar. Tiene una floreciente carrera como contadora en una compañía importante. Es muy organizada en todo lo que hace, sin embargo, como ama de casa pareciera ser un desastre. La casa nunca está completamente limpia u ordenada. La canasta de ropa sucia nunca se vacía y los proyectos que desea hacer en su casa nunca logra comenzarlos.

Quien mira la vida de Jenny desde afuera pensaría que es una persona desorganizada y poco estructurada. ¡Todo lo contrario! Es muy estructurada; solamente siendo muy estructurada podría llevar exitosamente la carga de una carrera, un hogar y dos niños. De hecho, Jenny es una perfeccionista. Es organizada en su tiempo, en las tareas, en su empleo, en los compromisos sociales; pero cuando se trata del trabajo de la casa, Jenny siempre se está organizando en su mente. Siempre está pensando lo que debe hacer, lo que tiene que hacer y lo que quiere hacer dentro de las labores del hogar.

El problema es que nunca comienza las tareas

por dos razones principales. Primero, vive esperando el "momento perfecto" para hacerlo. Y segundo, como perfeccionista al fin, nunca comienza algo que no está segura de poder terminar. Así que, si ella calcula que una tarea le tomará unas tres horas, pero el tiempo que tiene disponible es una hora y media, Jenny no la inicia. En su pensamiento perfeccionista no cabe la idea de que puede dedicar una hora y media a comenzar la tarea y después, cuando tenga otra hora y media disponible, terminarla.

La idea de una tarea iniciada y que quedará inconclusa por un tiempo indefinido le causa mucha ansiedad a un perfeccionista. Cuando viene a darse cuenta, vive en desorden a pesar de ser perfeccionista.

Como vemos con Jenny, es posible que una persona sea muy ordenada, organizada y estructurada en unas áreas de su vida, y en otras tener un completo desorden. Algunos estudiosos del tema han encontrado que es común que una persona que es sumamente estructurada (perfeccionista) en muchas áreas de su vida, en otras áreas tenga un desorden de proporciones mayores. Precisamente, ese tipo de situación es fuente de mucha ansiedad para el perfeccionista.

No obstante, el orden y la estructura son como música a los oídos de un perfeccionista. El orden le proporciona tranquilidad, serenidad. La estructura le da la sensación de control que tanto necesita. Así que, aunque el orden no siempre forma parte de la vida del perfeccionista, ciertamente le sienta muy bien.

Esta característica no tiene que ver con la mencionada anteriormente de establecer estándares altos, sino más bien a cómo se cumplen esos estándares en lo cotidiano.

Los perfeccionistas que sí hacen un énfasis exagerado en el orden y la organización, son personas con las que es muy difícil la convivencia. Cada pequeño detalle tiene suma importancia. La obsesión con el orden surge de dos premisas principales: hay un lugar para todo y todo tiene que estar en su lugar.

Cada objeto (en la casa, en la oficina, en el auto) tiene un lugar específico (previamente establecido quizá por una fuerza cósmica que lo determinó así). Las llaves van en la gaveta, los lentes van dentro del estuche, que a su vez va dentro del bolso que, a su vez, va colgado dentro del armario… Los cepillos de dientes van en determinado orden (él a la izquierda y ella a la derecha), el maletín se guarda al lado izquierdo, debajo del escritorio…

Los artículos más cotidianos e intrascendentes, tienen su lugar exacto. El perfeccionista tiene un mapa mental de cómo están configuradas las cosas y qué sitio les toca.

Mover o quitar algo de "su lugar" y no volverlo a colocar, es una gran fuente de ansiedad. Esto es porque -en la mente del perfeccionista- no solamente hay un lugar para todo sino que todo *tiene que estar en su lugar.*

Cuando se vive con una persona con esta obsesión, muchas de las peleas cotidianas giran alrededor de esto. Hay familias que tienen discusiones, pleitos y guerras porque alguien sacó algo de "su lugar" y no lo colocó nuevamente donde "tiene que estar".

Podría parecer que un perfeccionista con este tipo de fijación es una persona insensible, que le preocupan más las cosas que las personas, porque prefiere pelearse con un familiar o amigo, por un objeto fuera de lugar. Pero esto no necesariamente es cierto. Cuando este tipo de persona se focaliza en el orden lo hace porque le produce tranquilidad, lo hace sentirse cómodo y en paz. Le produce la sensación de estar en control (más adelante hablaremos de esto). En realidad, su reacción al desorden responde más a la necesidad de "protegerse" (mental y emocionalmente) que a la necesidad de atacar a otra persona.

Excesiva preocupación por los errores

Esta es la verdadera característica de un perfeccionista. La fuerza motora detrás de todo, no es la búsqueda del éxito o la satisfacción de lograr la perfección; es el miedo a no lograrlo. SI eres perfeccionista, tu preocupación constante es no cometer errores… no puedes fallar. En otras palabras, no corres hacia el éxito; en realidad huyes al fracaso.

Al perfeccionista se le hace muy fácil identificar los errores, propios y de otros. No importa cuán pequeños o insignificantes sean, lo va a ver… y le molestan. De hecho, puede encontrar defectos o fallas en todo. Al terminar una tarea, obtener un logro o alcanzar una meta, siempre sentirá que no quedó del todo bien; que pudo ser mejor.

Ciertamente, es bueno evaluar los logros y determinar si hay áreas en las que se puede mejorar. Muchas personas hacen esto como experiencia de aprendizaje y crecimiento. El problema con el perfeccionista es que identifica los errores para descalificar totalmente lo que logró.

Una peculiaridad de las personas perfeccionistas es la tendencia a pensar de manera polarizada; en los extremos. Entonces, si algo tiene un error –para el perfeccionista- es completamente inservible. Si tiene fallas, entonces es un fracaso.

Esta forma de ver la vida produce una sensación de insatisfacción constante, lo que puede llevar a la persona a deprimirse con frecuencia. Así, un perfeccionista que ha tenido muchos logros, en realidad puede sentirse como un fracasado porque –desde su perspectiva- ha vivido una vida llena de "fracasos" constantes, por su incapacidad de mirar sus logros, pasando por alto sus errores.

¿Alguna vez has visto a un niño de 3 años correr y caerse sin hacerse mayor daño? Por lo general –después del susto inicial- el niño mirará alrededor a ver si hay alguien mirándolo. Si ve que nadie se dio cuenta, la probabilidad es que se ponga de pie, se sacuda un poco y siga caminando. Pero si mira y ve que hay personas viéndolo, el niño comenzará a llorar y hará un drama. ¿Por qué? Por vergüenza; se siente avergonzado de haberse caído, de haber cometido un error. Dependiendo la manera en que los adultos reaccionen, el niño fijará esa conducta.

La vergüenza también es una seria amenaza para la vida del perfeccionista. El miedo a cometer errores, lo lleva a sentir profunda vergüenza (más de lo normal) al cometer algún error. Cuando esto ocurre, la persona puede reaccionar de diferentes formas. Como el niño de 3 años, puede reaccionar con mucho "drama". Otros pueden reaccionar con coraje, hacia sí mismos o hacia otros. Pueden querer aparentar que no les importa, pero dentro de sí no toleran la situación.

Percepción y los padres

Los estudiosos del tema han encontrado que

los perfeccionistas tienen una percepción de los padres que contribuye a su obsesión. Antes de discutir este punto, quiero subrayar que estamos hablando de la *percepción*.

Una *percepción* es personal y es subjetiva. Es lo que tú percibes como cierto; es tu perspectiva.

Imagina que, en una intersección hay 4 personas, una de pie en el lado norte, otra sentada en el sur, alguien soñoliento en el lado este y otro leyendo en su teléfono celular en el oeste. De momento ocurre un choque de 2 vehículos en esa intersección. Las cuatro personas vieron lo ocurrido. Hubo un choque; es un hecho y ninguno lo puede cambiar. Pero cada uno contará una versión diferente porque estaban colocados en puntos distintos. La historia e interpretación de los hechos será de acuerdo a la percepción de cada uno y a la experiencia de cada uno. El que estaba leyendo en su teléfono celular posiblemente no tiene los mismos detalles del que estaba parado mirando. Y el que miraba de pie, verá el evento distinto del que estaba sentado, porque su visibilidad era otra.

Tu opinión de los hechos, tanto como tu interpretación de los hechos, estará influenciada por tu percepción. Aunque debes aprender a reconocer y entender lo que percibes, no puedes pasar por alto que tu percepción puede estar equivocada. Que la interpretación que haces de un hecho puede ser incorrecta.

En una ocasión una amiga me comenta:

-¿Sabes qué? Me encontré con Noris y me dijo que está bien molesta contigo.

-¿Conmigo? ¿Y eso por qué?

-Porque estaba en una tienda de ropa el otro día y dice que te vio de lejos, levantó su mano para saludarte y que tú miraste para otro lado… que no quisiste saludarla.

Los que me conocen bien saben que tengo problemas con la visión y que aún con lentes o espejuelos, mi visión no es la mejor. Ese día que menciona mi amiga, yo andaba con otra amiga y no tenía mis lentes de contacto puestos. Se me habían dañado y estaba usando unos espejuelos con una receta vieja. Así que estaba más ciega que de costumbre. No saludé a Noris simplemente porque no la vi de lejos. De hecho, probablemente si se paraba de frente a 3 pies de mí, tampoco la hubiese visto.

Hubo un hecho: no le respondí el saludo. Eso no cambia; es cierto. Pero la interpretación que hizo Noris del hecho, fue su percepción: que no la quise saludar. No importa cuántas explicaciones se le dieron, ella –hasta el día de hoy- continuó creyendo que le negué un saludo.

La percepción puede estar correcta o puede estar equivocada. Pero a fin de cuentas, no hay mucha diferencia porque el resultado emocional de lo que tu percibes es el mismo, sea tu percepción cierta o no. Si caminas por un callejón oscuro, en un lugar peligroso y tienes la percepción de que alguien te está siguiendo para matarte, el resultado emocional será temor e inseguridad (...posiblemente empieces a correr), aunque no sea cierto que te persiguen.

Ese es su gran poder. La percepción es tan poderosa que –aunque esté equivocada- afecta la manera en que nos sentimos, lo que pensamos y lo que hacemos.

En el caso de los perfeccionistas, éstos tienen dos percepciones particulares de sus padres (y recuerda que la percepción puede estar equivocada o puede estar correcta). La primera es la percepción de que los padres tienen unas expectativas altas de ellos. La segunda es que sus padres son altamente críticos.

En otras palabras, un perfeccionista crece creyendo que sus padres esperan mucho de ellos y que, si no cumplen con las expectativas de sus padres, éstos van a criticarlos duramente. Por supuesto, esto está atado a la percepción de un amor parental condicionado. "Papá o mamá me aman si lleno sus expectativas. Si no, me retirarán su amor."

Claro, un adulto no necesariamente va a llegar

a esa conclusión de forma consciente, pero es el mensaje oculto con el que crecen. Ese "mensaje" de parte de los padres se convierte en parte de las creencias del individuo y, afecta su forma de ver las cosas (percepción).

Para la mayoría de las personas es *deseable* tener la aprobación y aceptación de los padres; cumplir con sus expectativas. Pero el perfeccionista le atribuye un valor excesivo. No cumplir con las expectativas de los padres es catastrófico porque atenta contra su propia valía, lo que haría que perdiera el amor de éstos.

Algunos atribuyen el origen de la personalidad perfeccionista a la relación y conexión con los padres. En algunos casos se considera la raíz de donde surge todo.

Si eres perfeccionista, es posible que crecieras en un ambiente donde el amor y la aprobación *parecían* estar condicionadas a que hicieras las cosas bien. Cometer errores era arriesgarte a perder el amor de papá, de mamá o de ambos.

Duda de las acciones personales

Cuando miras las dimensiones anteriores, esta parece ser el "desarrollo natural" del perfeccionismo. El perfeccionista duda de la calidad de las acciones personales.

Esto no tiene que ver con el temor a los errores, sino con la duda de la calidad de lo que hace, incluso de la calidad que tiene como persona. Es la sensación de que la ejecución, no importa cuán preparado estaba o cuán bien fue realizada, es insuficiente… no satisfactoria. (Fíjate que esto es diferente a identificar errores o fallas en algo bien hecho.) Es la insatisfacción general con su ejecución.

La persona se siente insegura, inadecuada, sin importar cuán preparada esté. Esta sensación la lleva a no completar una tarea, a no iniciarla o –si la inicia-no estar segura de cuándo está completada. Otra vez, no por el temor al error sino por la sensación de insuficiencia de sí misma, como persona.

En cierta forma, para el perfeccionista esta dimensión está mucho más ligada sí mismo, que a la tarea. No se trata de lo que la persona hace, sino de lo que la persona es (o siente que es). Se trata de la autoimagen; cómo se percibes y cómo se valora.

CAPÍTULO TRES

Perfeccionistas para todos los gustos

Por un mundo donde seamos socialmente iguales, humanamente diferentes y totalmente libres.

-Rosa Luxemburgo, 1871-1919

Los perfeccionistas no son todos iguales. Hay diferencia en dimensiones, intensidades, estilos y tipos. En fin, hay un perfeccionista para cada gusto.

En el 1978, Hamachek[5] estableció unas diferencias entre lo que llamó perfeccionistas normales y perfeccionistas neuróticos.

Hay personas que buscan la excelencia en todo y se esfuerzan en sus ejecutorias, dentro de un marco de normalidad. (Aclarar que la "normalidad" también puede ser relativa. Lo que es normal para ti, quizás no lo es para mí y viceversa.) Querer que las cosas se hagan bien, no representa un problema ni significa que la persona es "neurótica". Por eso hay ciertas características que se han identificado para diferenciar a la persona que simplemente busca la excelencia (otra vez, dentro de lo normal) y la persona que es afectada por un perfeccionismo neurótico (como le llama Hamachek).

La diferencia principal entre uno y otro estriba en tres puntos cruciales: los estándares, los errores y las metas.

Los estándares

Tanto el perfeccionista normal como el neurótico establecen estándares personales altos. Esos estándares personales se refieren a que la persona perfeccionista se exige mucho a sí misma; tiene unas expectativas de sí que son elevadas. Pero la diferencia entre el perfeccionista normal y el neurótico está en el margen de error que permiten.

El perfeccionista normal es mucho más flexible. Entiende que hay situaciones particulares donde es inevitable cometer errores. Así que, si la situación lo amerita, cometer errores es permitido. En este sentido, es más libre, porque vive con la flexibilidad de que es posible cometer errores, que éstos son parte de la vida y que no significan el fin del mundo.

Para el perfeccionista neurótico no es tan simple. En su mente, hay muy poco espacio para errores o fallas. Los errores son inaceptables y no hay lugar para la flexibilidad en cuanto a es esto.

Mientras otros se sienten satisfechos y plenos con sus logros y ejecución de tareas, el neurótico nunca siente que algo es suficientemente bueno. Pero aun, en muchas ocasiones le cuesta sentir que algo está completo o terminado. Vive con la sensación de que la tarea está inconclusa porque aun no es perfecta. Sus estándares nunca son alcanzados a satisfacción.

Un perfeccionista normal puede pasar juicio y evaluar su tarea, logro o ejecutoria para aprender de sus debilidades y capitalizar en sus fortalezas. Pero la autoevaluación que hace el perfeccionista neurótico es mucho más dura, prejuiciada y tiene otros objetivos. El neurótico lleva la autoevaluación a proporciones estratosféricas.

El neurótico se evalúa sobre-criticándose. Estas personas suelen ser muy duras consigo mismas. Son excesivos e implacables y se convierten en sus peores atacantes.

Este es un aspecto muy triste del perfeccionismo neurótico. Mientras todos alrededor pueden estar elogiándolos y felicitándolos por lo alcanzado, en su interior ellos se hacen añicos. Es como vivir con un enemigo dentro de sí. No tienen la capacidad de ver lo positivo y lo bueno que otros ven en ellos.

El asunto de la autocrítica es lo que se asocia principalmente como la causa de problemas psicológicos en el perfeccionista neurótico. Se sospecha que esto detona o exacerba problemas de ansiedad y depresión.

Una parte de la tendencia a autocriticarse de forma tan despiadada tiene su origen en la creencia de que otros lo critican igual. En otras palabras, la percepción de lo que piensan los demás. El perfeccionista neurótico entiende que las personas están focalizadas en criticarlo; que todo el mundo "nota" sus fallas y que no son aceptados. Esto lo lleva a descalificarse a sí mismo, "uniéndose" a sus críticos en su propio "linchamiento emocional" (según lo percibe).

Los errores

Como ya explicamos en capítulos anteriores, el aspecto de los errores es un asunto serio para los perfeccionistas. Otra diferencia entre el normal y el neurótico estriba en el significado o valoración que le da a los errores. Dicho de otra manera, la diferencia entre uno y otro está en qué significan o representan los errores.

El perfeccionista normal está claro y acepta que una ejecución puede tener errores y aun así ser exitosa. Un error no descarta el logro alcanzado o la calidad de la tarea completada. Acepta que los errores son posibles y que algo que tiene fallas, puede ser completamente aceptable.

Por otro lado, para el perfeccionista neurótico, si una tarea tiene un error es un completo fracaso. Un error es motivo para descartar por completo cualquier logro y clasificarlo como un desastre. Para él, la existencia de errores anula el éxito en su totalidad.

Es por eso que se le hace tan difícil al neurótico sentir que alcanza el éxito porque, desde su perspectiva, todo tiene errores y, por lo tanto, el éxito o el sentido de logro nunca llega.

Las metas

Igual que pasa con los altos estándares, ambos tipos de perfeccionista se establecen metas a alcanzar. Sin embargo, la motivación para alcanzar esas metas es diametralmente diferente.

El perfeccionista normal busca alcanzar sus metas personales para satisfacer la necesidad de logro y éxito. La necesidad de logro es común a todas las personas. Abraham Maslow decía que las personas necesitan tener logros en el transcurso de sus vidas (especialmente en sus primeras etapas de la vida) para desarrollar una "identidad de éxito". Según él, cuando eso no ocurre, la persona desarrolla una "identidad de fracaso" que le afecta en su desempeño y sus relaciones. Querer tener éxito y lograr cosas es una tendencia normal del ser humano. No hay nada de malo en ello.

No obstante, el perfeccionista neurótico procura alcanzar sus metas, pero no porque desea satisfacer su necesidad de logro. En realidad, su motivación en alcanzar metas se debe al miedo al fracaso. Contrario al normal, el neurótico no *corre* hacia su meta, en realidad *huye* del fracaso. No se mueve por el logro sino por el escalofriante temor que siente a fracasar.

Al mismo tiempo, hay una diferencia en el impacto personal diferente en ambos tipos de perfeccionistas, en el alcanzar o no las metas. Cuando un perfeccionista normal no alcanza una meta, su autoestima no se afecta. Puede que se sienta un poco triste o desanimado, pero eventualmente se levanta y sigue hacia adelante. Para el normal, no alcanzar una meta o tener un fracaso no trastoca el valor que se da a sí mismo ni afecta su autoimagen. Sabe que sigue teniendo el mismo lugar como persona y se percibe a sí mismo como un ser valioso, a pesar de haber fracasado en un intento.

Para el perfeccionista neurótico, el no alcanzar una meta es interpretado como un fracaso personal. Su autoestima se destruye. Como persona, le cuesta separarse a sí mismo del evento. En su autoimagen, pierde valor y se descarta con facilidad.

¿Un poco de ambos?

Es posible que mientras lees las descripciones de Hamachek, te preguntes si eres un perfeccionista *normal* o un perfeccionista *neurótico*. Posiblemente identificas rasgos de ambos tipos en tu forma de ver la vida y en la manera de hacer las cosas. O quizás estás pensando en alguien que conoces, tratando de parear las características de esa persona con las descripciones.

Una persona perfeccionista puede ser completamente "normal" o completamente "neurótica". Pero ciertamente, un perfeccionista puede tener un poco de ambos, o puede ser normal en unos aspectos de su vida y neurótico en otros. El ser humano es complejo y no es fácil etiquetarlos o encajonarlos en una sola descripción.

Tipos de perfeccionismo

Entre las diferentes clasificaciones que se dan a los perfeccionistas hay 3 que resultan importantes. Estas marcan una diferencia en la manera en que el perfeccionista se relaciona consigo mismo y con los demás.

Uno de los tipos de perfeccionista es el *orientado a sí mismo.* Esta es la persona que dirige su perfeccionismo hacia sí. Establece estándares personales muy altos y nunca se siente satisfecha con sus logros. El perfeccionismo de este individuo se relaciona consigo mismo; por lo tanto, su insatisfacción también. El objeto de su ataque y sus críticas es él mismo. Este tipo de perfeccionismo puede no preocuparle cómo los demás hacen las cosas; su enfoque es interno y su preocupación es consigo. El perfeccionismo se trata de control, pero este es un control personal.

Otro tipo de perfeccionista es el *orientado a otros*. Esta persona por lo general enfrenta problemas en sus relaciones y puede ser alguien con quien es difícil convivir. Su perfeccionismo está dirigido a otros, por lo tanto, las personas que lo rodean son los blancos de sus ataques y críticas. Puede ser que se exija mucho a sí mismo también, pero el control principal lo dirige hacia los demás. Establece expectativas altas y estándares muy elevados para su familia, amigos, compañeros de trabajo y para su pareja. De más está decir que este tipo de perfeccionista hace daño a sus relaciones.

El tercer tipo de perfeccionista es el *prescrito socialmente*. Es la persona que percibe que la sociedad espera perfección de él o de ella. Entonces, la preocupación no es solamente consigo mismo, sino que se relaciona a lo que entiende que otros esperan. Los altos estándares no solo son personales, sino que se perciben como estándares que exige la sociedad o las personas que le rodean. La percepción es que otros lo valoran solamente si es perfecto. Esta persona se siente muy presionada y desesperanzada. Su percepción es que mientras mejor es, más esperarán de él o de ella. Así que es un camino elevado que nunca llega a su destino, porque cada vez que alcanza la meta, percibe que los estándares que otros le imponen se elevan más aún.

CAPÍTULO CUATRO

Nace un perfeccionista

Vivir es nacer a cada instante.
-Erich Fromm, 1900-1980

El perfeccionista, ¿nace o se hace? No se sabe el cómo ni el cuándo.

La personalidad perfeccionista, con todo lo específica, característica y peculiar que puede ser, no cuenta con una fórmula definitiva de cómo se forma. Hay muchas teorías e ideas que sugieren el origen de la condición. Pero no hay acuerdo entre los que estudian el tema. ¿Cómo va tomando forma, en la mente de una persona, la idea de que debe ser perfecto, a pesar de saber que es imperfecto?

No solamente se desconoce el cómo se desarrolla un perfeccionista, sino que tampoco se sabe el cuándo. En otras palabras, no hay consenso en cuanto al momento en que la persona cruza la línea de la expectativa "normal" de logro, a la obsesión con la perfección. ¿En qué momento nos ocurre esto? ¿Hay unas etapas de la vida en que somos más vulnerables a volvernos perfeccionistas? ¿La niñez... la adolescencia...? Si llegamos a la adultez sin haber sucumbido al perfeccionismo, ¿ya estamos libres de peligro? ¿O siempre estamos en riesgo?

Probablemente este es uno de esos debates que seguirán *in saecula saeculorum*, sin llegar a resolverse de manera definitiva. La buena noticia es que a pesar del desacuerdo que existe sobre su formación, hay ciertos puntos en los que coinciden los expertos (gracias a Dios).

Lo que sabemos: El tiempo dirá

En la película *Liar, liar* el personaje interpretado por Jim Carey es un hombre acostumbrado a mentir con facilidad. Su hijo, cansado de las mentiras de su padre, decide pedir un deseo antes de soplar las velas de su pastel de cumpleaños: que su papá no vuelva a decir una mentira. Al otro día, el personaje de Carey se levanta un hombre completamente diferente. Cada vez que abría la boca, solamente podía decir la verdad. Por más que lo intentara, no podía mentir. Decía la verdad de lo que hacía y de lo que pensaba. La noche anterior se fue a dormir como un hombre mentiroso, y al día siguiente estaba obsesionado con la verdad.

Eso es Hollywood. En la vida real no ocurren cosas así.

Si eres perfeccionista, la probabilidad es que no te acostaste una noche muy conforme con tus errores y limitaciones, para levantarte al día siguiente obsesionado con la perfección.

Una de las cosas que sabemos sobre el

perfeccionismo, es que se desarrolla a través del tiempo; su nacimiento no es repentino. Las ideas y las características se van formando poco a poco. Quiere decir entonces, que una persona en un año puede encontrarse más preocupado con las ideas de perfección, que el año anterior. Al desarrollarse paulatinamente, es posible que la persona no se percate de cuánto ha crecido su inclinación hacia el orden. Cuando los cambios son sutiles, puede pasar mucho tiempo antes de mirar hacia atrás para darnos cuenta de ellos. De esta forma, la persona tarda en advertir cuánto ha sido afectada su vida con esta condición.

Lo que sabemos: ¿Es culpa de la motivación?

Michael es un pre-adolescente típico; tiene muchos amigos, le gustan los deportes, saca buenas notas y comienza a interesarse seriamente en las chicas. Su personalidad y carisma atrae a las jovencitas que quieren conocerlo y a los chicos que, secretamente, quisieran ser como él. Cada vez que anda con sus amigos y las chicas lo miran, los amigos lo felicitan y lo animan por sus "conquistas".

Los maestros siempre han visto un tremendo potencial en él, así que desde la primaria está escuchando los consejos de que siga estudiando y dando lo mejor de sí para que tenga éxito en sus estudios y, por lo tanto, en la vida. Cuando Michael, por la razón que sea, saca una nota baja, los maestros le dicen que esperan más de él, que saben que él puede hacerlo mejor y que no se conforme… después de todo, él es "un estudiante de A, no de B ni de C".

No sólo en la escuela, sino que en los deportes también recibe mucho ánimo de parte de su entrenador. "Eres el mejor… no te dejes vencer… tú puedes… te necesitamos… no me falles… no me decepciones…"

Por otro lado, Michael se ha acostumbrado a ver imágenes de éxito en la televisión, el cine, las redes sociales y otros medios. Estas imágenes glorifican a la persona que es perfecta: inteligente, triunfador, de impecable apariencia, físicamente en forma, que sabe lo que quiere y siempre lo alcanza. Es un mundo donde el fracaso no existe.

Son muchos mensajes que provienen de diferentes fuentes. Cada vez más, Michael va formando una idea de lo que se necesita, de lo que otros esperan y de cómo debe ser él: perfecto.

La historia de Michael nos lleva a la otra cosa que sabemos sobre el origen del perfeccionismo. Los mensajes de motivación que recibimos a través de la vida, contribuyen al desarrollo de una personalidad perfeccionista, a pesar de las buenas intenciones de quienes nos animan. Estos mensajes se van internalizando, al punto de ayudarnos a formar conceptos y percepciones que, más adelante en la vida, nos impactarán.

Pero la realidad es que casi todo el mundo, de una forma u otra, ha recibido un mensaje de motivación y estímulo de parte de alguien, en algún momento de su vida. ¿Por qué, entonces, algunos nos quedamos atascados con el ideal de la perfección, mientras otros continúan adelante felices con sus vidas? Es obvio que los mensajes de motivación que se reciben a través de la vida resultan ser útiles palabras inspiradoras para unos, mientras que para otros, son mandatos divinos que no se pueden quebrantar.

Es un misterio. Unos somos más propensos que otros. Desde pequeños, estamos rodeados de personas que han tratado de contribuir a sacar lo mejor de nosotros. Los maestros, los entrenadores, los amigos y hasta los medios parecen estar en campaña para ayudarnos a superar nuestras limitaciones u obstáculos. Sin querer, por alguna razón, sus mensajes son decodificados y categorizados de manera distinta por algunos de nosotros, resultando en el desarrollo de una personalidad perfeccionista.

No obstante, no se puede saber específicamente *cuál* es el mensaje que tiene ese resultado y de *dónde* proviene; o *qué* experiencia lo produjo. Quizás para alguien fue el mensaje social; para otro lo fue el mensaje recibido en el ámbito del deporte. O alguna persona fue tremendamente impactada por sus pares. Al día de hoy, no lo sabemos. Posiblemente son "todos los anteriores". El mensaje que se recibió en la escuela fue reforzado por las amistades; el discurso del entrenador, lo confirman los medios de comunicación. De este modo, somos formados e impactados por todo y todos los que nos rodean.

Lo que sabemos: No podemos escapar de la familia

Si bien es cierto que los mensajes que nos rodean nos afectan, nada forma de manera más contundente a una persona, que la familia. De todos los discursos que se reciben a través de la vida, los más poderosos son aquellos que se reciben dentro del círculo familiar.

No solamente los discursos, sino la historia familiar. Se ha estudiado que los rasgos y tendencias perfeccionistas se pueden encontrar en familias.[6] Esto nos lleva a preguntarnos, ¿es simplemente conducta aprendida? ¿Lo observamos en nuestros familiares y lo imitamos? Es posible.

Esta puede ser una explicación de por qué algunos hijos de padres perfeccionistas, también resultan serlo. El problema con esta teoría es que hay personas que no tienen estas tendencias, sin embargo sus hijos sí las desarrollan. Ciertamente, los padres obsesionados con el orden y el éxito, con mayor probabilidad tendrán hijos con rasgos similares; sin embargo, esto no es determinante en el 100% de los casos.

Otros estudios se han realizado para conocer los mensajes que un individuo recibe por parte de sus padres y las interpretaciones que se hacen de estos mensajes. El discurso que reciben los perfeccionistas de parte de sus padres es muy distinto del que reciben los no perfeccionistas, especialmente en cuanto al fracaso se refiere.

Ante un fracaso, los padres del perfeccionista le dicen: "Siempre podrás hacerlo mejor la próxima vez; puedes tratar nuevamente." ¿Cuál es el problema con este mensaje? En primer lugar, pone una presión sobre el hijo o la hija que dice que "puede hacerlo mejor"; entonces, la interpretación es: "lo que hiciste no fue suficientemente bueno". Estos padres ponen el énfasis en el logro, no en el esfuerzo que hizo el hijo o la hija. El mensaje que se envía es que los padres tienen la expectativa de que lo vuelva a intentar; el resultado actual no es aceptable.

En una situación similar, los padres del no-perfeccionista le dicen: "Lograr algo es importante, pero solo si eres feliz y haces tu mejor esfuerzo". ¿Puedes ver la diferencia entre éste y el mensaje anterior? Estos padres no niegan la importancia de tener logros, sin embargo la importancia no está en el logro mismo, sino en la persona de su hijo o su hija. No importa el resultado, el mayor valor radica en el esfuerzo realizado. Más aun, mientras los padres del perfeccionista ni siquiera consideran los sentimientos del hijo, estos otros padres se interesan en la felicidad del hijo. Para los padres del perfeccionista, se trata de ellos: lo que ellos esperan, lo que para ellos es aceptable. Para los padres del no-perfeccionista, se trata de su hijo: lo que él desea, cómo él se siente. En el segundo discurso hay estímulo, sin presión.

El perfeccionista está convencido que para sus padres es importante que tenga éxito y que éstos no esperan menos. La persona que no es perfeccionista recibe de sus padres el deseo de que haga su mejor esfuerzo, pero que a veces está bien fracasar. Y que si el fracaso llega, no representa el fin del mundo, sino que podrá seguir adelante. De esta forma, los padres le "dan permiso" para no tener éxito, lo que ayuda a la persona a desarrollar una actitud más relajada ante los retos.

En la mente del perfeccionista, sus padres tienen altas expectativas de él. Se siente seguro de que si fracasa sus padres pensarán que no se esforzó lo suficiente porque, después de todo, ellos son los padres y conocen su potencial. Pero el que no es perfeccionista sabe que para sus padres es importante que tenga éxito, pero que ellos no esperan que ese éxito llegue a costa de su felicidad o tranquilidad mental.

Cuando el perfeccionista fracasa, sus padres lo consideran un fracasado. Ante los ojos de los padres, la identidad del hijo está definida entre el éxito y el fracaso. De alguna forma, el hijo entiende que el amor y la aceptación de sus padres se condicionan por la medida de éxito que pueda tener.

Por el contrario, el no perfeccionista sabe que si algo sale mal, sus padres esperan que trate de mejorar, pero si fracasa siempre puede contar con el apoyo de éstos. El valor que sus padres le dan como persona no guarda relación con medida alguna de éxito o fracaso. Sabe que cuenta con un apoyo y amor incondicional.

Además de las expectativas de los padres hacia los hijos, hay otro aspecto de la relación padres-hijos que contribuye al desarrollo de la personalidad perfeccionista. Este aspecto es el control. Hay estudios que asocian la crianza dentro de altos niveles de control parental, con el desarrollo del perfeccionismo disfuncional. En otras palabras, padres que son maniacos del control, producen hijos e hijas disfuncionalmente perfeccionistas.

Cuando los padres son demasiado rígidos, inflexibles, controladores e intrusivos, producen en los hijos la tendencia a autocriticarse. Tendencia que luego se traduce en pensamientos de obsesión con la perfección y la constante insatisfacción consigo mismos. Cuando estos estilos parentales se complementan con pocas expresiones de afecto, se produce la receta para la tormenta perfecta. Tristemente, se ha encontrado que esta crianza pasa de una generación a otra; lo que puede explicar por qué podemos encontrar que en algunos casos el perfeccionismo "corre en familia".

Lo que sabemos: La religión también

¿Creciste en un hogar religioso? ¿Cuál es la idea que tienes de Dios? ¿Cómo defines tu relación con El? Las respuestas a estas preguntas pueden determinar cuán vulnerable eres al perfeccionismo disfuncional. En algunos círculos religiosos se pueden encontrar personas con esta tendencia disfuncional debido a la "culpabilidad enfermiza" que pueden desarrollar.

Si el concepto que tienes de Dios es el de un ser que nunca está satisfecho contigo, no importa lo que hagas; que siempre ve lo que haces, no para cuidarte o protegerte, sino que está esperando que falles para castigarte; que cuando te mira no le inspiras amor, sino coraje… estás en peligro de desarrollar un sentido de culpabilidad enfermiza. Es al sensación de siempre estar mal con Dios. Produce la necesidad de tener que pedir perdón por todo, todo el tiempo. La sensación de ser inadecuado, no importa el esfuerzo ni la circunstancia. Ese sentido de culpabilidad enfermiza es terreno fértil para el desarrollo del perfeccionismo disfuncional e irracional.

En algunos estudios se ha encontrado una asociación entre el perfeccionismo irracional y la depresión en personas que son miembros de iglesias. Este tipo de perfeccionismo también se ha asociado al pensamiento obsesivo entre cristianos evangélicos.[7]

Es importante señalar que este perfeccionismo irracional y disfuncional no necesariamente se relaciona a la vida religiosa o a la vida de iglesia. El problema radica en la percepción que se tiene de Dios, en los significados y definiciones que se le atribuyen a los actos y al concepto de salvación propia. Estos muy bien pueden haberse transmitido dentro de la práctica de la fe personal, pero también pueden ser el resultado de interpretaciones propias que no necesariamente guardan relación con la religión que se practica. Más aún, una persona puede tener un concepto muy personal de Dios (un concepto que propicie el perfeccionismo irracional) y no profesar o practicar ninguna religión.

Aunque las influencias externas pueden contribuir, finalmente el perfeccionismo irracional es algo que proviene del mismo individuo, de su interior… de lo que piensa… de lo que siente. La persona siente fuertes deseo de alcanzar ideales religiosos que son inalcanzables. Desarrolla una preocupación extrema de no poder cumplir con estos ideales religiosos y de sufrir las consecuencias por no cumplirlas (castigo en esta vida y en el más allá).

CAPÍTULO CINCO

Viviendo con un perfeccionista

No puedo mirar algo sin sentir
la necesidad de mejorarlo.
-Thomas Alva Edison, 1847-1931

¿Eres perfeccionista? ¿Es fácil vivir contigo?

¿Vives con un perfeccionista? ¿Cómo es esa aventura?

Me he dado cuenta de algo: casi todo el mundo tiene algún rasgo que parece de perfeccionista. Eso no quiere decir que lo sean. El ser humano es complejo. Tus experiencias, tu crianza, tu historia, tus valores y la sociedad son todos elementos que influyen en darte forma como individuo y hacerte la persona que eres hoy. Algunas de estas cosas te irán moldeando hasta convertirte en alguien que se obsesiona con el orden y la perfección.

Eso no significa que no puedas cambiar. A través de toda tu vida estás adquiriendo conocimientos. Fuiste creado de tal manera que, hasta el último día de tu vida tienes la capacidad de aprender, modificar, añadir y quitar cosas de ti. Por lo tanto, a pesar de las influencias que te han formado a través de la vida, no tienes que permitir que aquello que te causa daño, te maneje. Tienes el poder de identificar tus características o rasgos que te resultan incómodos (dañinos, irracionales, neuróticos, disfuncionales), y modificarlos de manera que puedas vivir en verdadera libertad y control de ti.

La vida con un perfeccionista no es fácil. Muchas veces se requiere de mucha paciencia y tolerancia para sobrellevar las obsesiones del diario vivir que manejan estas personas. Si eres perfeccionista, sabes a lo que me refiero, porque vives contigo mismo.

Como hemos mencionado anteriormente, gran parte del perfeccionismo se trata de control. Quieres y sientes que tienes que tener el control. Control de ti, de otros, de lo que te rodea. Poco a poco, esta necesidad emocional "toma control" de tu vida y, cuando te das cuenta, te desesperas porque… ¡perdiste el control! Y precisamente se trata de eso: de *tú* controlar, no de que te controlen a *ti*.

Es entonces en ese momento que tu perfeccionismo te lleva al cansancio. Sientes que ya no puedes soportar el peso sobre tus hombros. Momentos en los que te sobrecoges y te aturdes. Y, en casos extremos, aunque no tengas inclinaciones suicidas, tu mente coquetea con la idea de "dejar de existir solo por un rato"… sientes que necesitas una pausa… que el tiempo se detenga… o que pudieras suspenderte en la nada, mientras todo lo demás sigue corriendo, y que luego pudieras regresar cuando algunas cosas hayan pasado ya, y retomar tu posición de control.

Hay verdades importantes que necesitas saber para ayudarte a salir de ese laberinto.

- Ese peso que sientes sobre tus hombros, nadie lo puso ahí; lo colocaste tú.
- Nadie te nombró *control maestro* del mundo; ese título te lo diste tú.
- Nadie está estableciendo ni monitoreando ni llevando registro de tus medidas, tus estándares o tus exigencias; eso lo haces tú y -muy probablemente- solo son importantes para ti.
- Si tú sueltas el control; todo seguirá funcionando, las personas continuarán con sus vidas y el planeta seguirá girando.

Ya sé que no te estoy dando la revelación del siglo. Aunque posiblemente ya lo habías pensado, es una información que tienes en tu mente, pero que necesitas llevar al corazón. Esto no se trata de lo que sabes, sino de cómo te sientes. Lo más importante de esas 4 verdades no es lo que dicen sino lo que implican… y sus implicaciones son buenas noticias.

La primera verdad: "Ese peso que sientes

sobre tus hombros, nadie lo puso ahí; lo colocaste tú". Si es así, entonces puedes manejar ese peso. Tienes el poder de hacer lo que quieras con ese peso. Puedes disminuirlo, restándole importancia a ciertas cosas que no la tienen. Escoge cuáles cosas puedes y quieres llevar sobre tus hombros y cuáles no. O puedes decidir, ¡qué rayos!, no llevar ningún peso en lo absoluto… soltar todo. Lo importante es que abras los ojos a la realidad de que tienes el poder de hacer lo que quieras con esa carga.

La segunda verdad: "Nadie te nombró *control maestro* del mundo; ese título de lo diste tú". No quiero ofenderte pero, ¿quién te fascinó con la idea de que solamente tú posees el conocimiento y los misterios ancestrales de la forma correcta de hacer las cosas? La persona que te vendió esa idea, te tomó el pelo.

La mayoría de las veces, hay muchos caminos y rutas alternas para llegar a un mismo lugar. Igualmente, hay muchas maneras de hacer las cosas y obtener el mismo resultado. Ya sé que, en tu mente, la manera en que *tú* lo haces es la mejor. Posiblemente lo es; posiblemente no. Pero seriamente… ¿y qué? ¿qué importa? Si el resultado final es el mismo, cuál es la diferencia de que otros no lo hicieron como tú lo hubieras hecho. Negócialo contigo mismo de la siguiente manera: cuando tú hagas las cosas, hazlas a *tú* manera; cuando otros las hacen, decide no atormentarte… despégate de la situación (físicamente, si es necesario) y trata de relajarte. Piensa en el resultado final y trata de bloquear de tu mente el proceso que siguen los demás para hacer las cosas.

La tercera verdad: "Nadie está estableciendo ni monitoreando ni llevando registro de tus medidas, tus estándares o tus exigencias; eso lo haces tú y -muy probablemente- solo son importantes para ti". ¿Sabes qué? Ya eres adulto. Nadie puede pedirte cuentas; y quien te las pide, posiblemente no tiene derecho a hacerlo. Por supuesto, me refiero a tu vida, tu cotidianidad (en tu empleo, quizás es otra cosa). Sin darte cuenta, comienzas a comportarte como si tuvieras que rendir cuentas de cada detalle de tu vida a alguien más. Es la sensación de que se es un niño o una niña sometidos a una autoridad constante. Solo que esa autoridad existe solamente dentro de ti.

Tienes que hacer la cama cada mañana, sin fallar y de cierta manera; como si en algún momento del día fuera a entrar a tu casa el "policía de las camas" a inspeccionar si la cama está arreglada y *cómo* está arreglada. ¿Qué pasaría si un día dejas la cama si arreglar? Yo te puedo decir. No pasará nada. Donde único pasará algo es en tu interior. Te sentirás mal… con una gran inquietud… como si algo malo estuviera a punto de pasar. Necesitas aprender a reconocer que *eso* es lo que sientes, pero esa incomodidad proviene de ti… de adentro, no de tu exterior. Quizás no se trata de arreglar la cama… quizás se trata de tu trabajo o de cualquier otra rutina diaria. En algún punto necesitas darte cuenta que, como adulto, eres dueño de lo que haces y que mamá o papá no llegarán a regañarte por no hacer las cosas "como se supone que las hagas". (De paso, si en la realidad necesitas rendir cuentas a tu mamá o tu papá, a estas alturas de tu vida, tienes otro grave problema.)

La cuarta verdad: "Si tú sueltas el control; todo seguirá funcionando, las personas continuarán con sus vidas y el planeta seguirá girando". En el 1849 el médico y escritor puertorriqueño Manuel Alonso publicó *El Gíbaro*, una obra sobre distintas estampas de la vida y costumbres del Puerto Rico de la época. Uno de los cuentos del segundo tomo de la obra trata sobre Don Felipe, un hombre que hacía años vivía encerrado en un sanatorio para locos porque padecía una condición llamada "monomanía".

Un día, un amigo de la familia, Manuel, va a visitarlo; hacía años que no lo veía. Don Felipe se pone muy contento y está muy conversador. Manuel se sorprende de lo lúcido y amable que encuentra a Don Felipe. Hablaron de los viejos tiempos y de la familia, Don Felipe los recordaba a todos con cariño. Manuel comienza a preguntarse por qué Don Felipe, un hombre tan lúcido y tan dulce, está viviendo en una institución para enfermos mentales. Piensa que es una injusticia que una persona así no pueda ir a vivir con su familia y disfrutar de la compañía de los que le aman.

Así que Manuel decide hablar con el director del lugar para solicitarle que, por favor, permitiera que Don Felipe regrese a su hogar y disfrute de la compañía de su familia. El director sonríe y llama a Don Felipe para darle la noticia de que su visitante quiere llevarlo fuera de allí a su casa. Manuel se sorprende cuando escucha a Don Felipe rechazar la oferta diciendo:

- Señor director: no sabe usted cuánto le agradezco su bondad; pero si yo me voy, ¿quién sostiene esta gran maquinaria? – Y levantaba ambos brazos y miraba al cielo como aterrorizado.

El administrador, todavía con una sonrisa en sus labios, le dice al paciente:

- ...Es preciso que explique la causa que le impide aceptar, para que nuestro amigo no crea que no agradece su invitación.

Así que Don Felipe, sorprendido de que Manuel no conociera la razón que le impedía salir, le explica:

- Pues es el caso, que yo estaba muy tranquilo, cuando Dios me llamó para decirme: "Felipe, el cielo está falso y el mejor día cae sobre la tierra y la hace pedazos, si tú no te encargas de sostenerlo." En mi pueblo no había las cosas que necesitaba para un trabajo tan grande y tan delicado; y por esa razón me trasladé aquí y empecé mi obra, que no está concluida, aunque los andamios, las palancas y las demás maquinarias tienen ya doscientas caballerías de alto. Todavía me falta hacer algo que es poco y ya no hay peligro, gracias a mi ciencia. Algunos se burlan y me dicen que soy un loco y mis aparatos una mentira; yo los compadezco y me río de ellos, que son los verdaderos locos; y la prueba, señor director, de que mis aparatos son buenos y mi ciencia mucha, es que el cielo no ha caído y la tierra aún está entera.

Don Felipe continuó en la institución mental unos cuantos años más, hasta el día en que murió, dejando el cielo tan asegurado, que hasta el día de hoy no se ha caído.

¿Te identificas con Don Felipe? Aunque no padezcas de la rara condición de "monomanía", como perfeccionista, tus pensamientos y acciones parten de la premisa de que tienes una tarea titánica que solamente tú puedes realizar. Que tienes una encomienda cuasi-divina de mantener el control, el balance y todo en orden porque si no es así… ¿quién sabe? ¡Quizás se caiga el cielo!

Es agotador sentir que todo depende de uno y que somos la pieza principal que permite que las cosas fluyan como deben. Te has acostumbrado a ciertos discursos internos que te repites constantemente:

"Tengo que hacerlo todo yo"

"A mí me toca hacerlo"

"Si yo no lo hago, nadie lo hace"

"Todo tiene que estar en orden"

"Nadie se interesa, excepto yo"

"Tengo que hacerlo yo; si no, quedará mal"

"Si no estoy pendiente, se daña"

Seguramente tienes muchísimas otras variedades de estos pequeños discursos. Te los has repetido tanto, que llegas a creerlos con cada fibra de tu ser. Muy probablemente repites algunos de ellos en voz alta; o se los has dicho a alguien más. Como Don Felipe, te convences de que eres la persona clave que sostiene las cosas en su lugar. Y, al igual que Don Felipe, te das cuenta de que las cosas marchan y funcionan bien, lo que te re-confirma tu teoría: "solamente funciona si estoy en control". Lo que pasas por alto es que, si no estás en control, el mundo seguirá su curso. Lo pasas por alto porque no te das el lujo de soltar el control de vez en cuando y ver qué pasa.

Lo bueno, lo malo y lo feo

Aunque en casos extremos, el perfeccionismo disfuncional se ha asociado a trastornos de alimentación, obsesiones-compulsiones y depresión[8], no todo lo relacionado a los perfeccionistas es negativo. La verdad, ser perfeccionista tiene sus recompensas. Los seres humanos tendemos a repetir aquello que nos da buenos resultados. Las conductas perfeccionistas brindan algún tipo de beneficio a quienes las tienen y, en algunas ocasiones, a quienes rodean al perfeccionista. Ese beneficio (real o percibido, físico o emocional) promueve el que la conducta se siga repitiendo.

Si parte de tu estructura incluye tener todo en orden y la idea de que cada cosa *tiene* su lugar y cada cosa *debe estar* en su lugar, las llaves de tu auto –por ejemplo- siempre estarán en el mismo sitio. Por lo tanto, estarán en *su lugar* cada vez que las necesites; así que no tendrás episodios donde no encuentres las lleves al momento de salir. Te repites: "No tengo problemas encontrando todo lo que necesito porque siempre pongo las cosas en *su lugar*." Tienes un "sistema" que no falla y te facilita la vida y, de paso, la vida de los que viven contigo.

Si no eres perfeccionista, también puedes beneficiarte de alguien que lo es. Si te tocara trabajar en algún proyecto junto a un perfeccionista, tendrías la ventaja de que la mayoría del trabajo lo haría la otra persona y, como parte de su equipo, quedarás bien.

Gracias a la necesidad de control y la aversión al fracaso que tienen, cuando surge una situación difícil, la probabilidad es que el perfeccionista se hará cargo de lo que haya que hacer para resolver la situación. Los demás pueden descansar sabiendo que esa persona va a responder. A menudo ocurre que te conviertes en la persona que siempre "va a resolver"; entonces terminas con cargas que no te corresponden porque te cuesta decir "no". Cierto, la mayoría del tiempo se trata de tu necesidad control (o la idea de que si no lo haces tú no quedará bien), pero aun así, tus allegados se benefician de esa actitud.

Cuando eres así con tus amigos o con tu familia, siempre serás la primera opción para todo el mundo. Cuando alguien tiene una dificultad, en lugar de tratar de resolverla, la primera alternativa será llamarte porque siempre respondes que "sí". De esta manera "enseñas" a los que te rodean que siempre pueden contar contigo... todo el tiempo... no importa qué. Muy pronto, te sientes con una sobrecarga de tareas, responsabilidades y problemas que no puedes llevar, y que muchas de ellas no son tuyas.

Esto te coloca en una encrucijada difícil. Cuando tratas de decir "no", las personas se resienten porque no están acostumbradas a tener esa respuesta de tu parte. Entonces se afectan las relaciones, comienza el chantaje emocional ("¿Por qué me dices que no a mí? ¿Estás molesto conmigo?"), la culpabilidad ("Me da lástima decirle que no") y el impulso de controlar ("En realidad, si no le ayudo, no quedará bien"). Cada vez que tratas de decir que "no" comienza el mismo ciclo que te lleva al viejo patrón de tomar control de todo, aun de lo que no te corresponde.

Solo necesitas vencer el primer obstáculo para aprender a decir que no: la incomodidad en la relación. Aprende a decir "no" a aquello que te sobrecarga y que no es tuyo. Puede que haya algo de tensión entre tú y la otra persona, pero eventualmente pasará.

Ahora bien, la otra cara de la moneda, es un poco más fea y difícil de lidiar con ella. Son aquellas características perfeccionistas que pueden llegar a ser desagradables, tanto para ti, como para los que te rodean.

Para cada una de ellas tienes un "discurso interno" que te repites y que te valida o justifica el ser de ese modo. Es la manera en que tú ves las cosas; tu percepción. Al mismo tiempo, las demás personas te perciben de otra forma. Al desconocer lo que te dices a ti mismo, te interpretan y te malinterpretan porque, desde sus perspectivas, la situación se ve distinta.

Por supuesto, no todos los perfeccionistas tienen *todas* estas características; ni todo el que tiene alguna de estas características es un perfeccionista. Estos son rasgos que se han identificado en estudios con personas clasificadas como perfeccionistas disfuncionales o neuróticos. La idea es que las conozcas y te atrevas a aceptar que te identificas con alguna de ellas.

Ojo crítico

Una de las costumbres más desagradable del perfeccionista es la manía de criticarlo todo. Esa crítica puede estar dirigida en diferentes direcciones. Para el *perfeccionista orientado a sí*, las críticas van dirigidas a sí mismo. No importa el logro o el desempeño, siempre se criticará a sí mismo; siempre habrá algo con lo que no está conforme. Cada vez que alguien le halaga, el perfeccionista se autocritica ("pude haberlo hecho en menos tiempo", "otros lo hicieron mejor", "no lucí bien").

Cómo tú lo ves: La perfección es un ideal demasiado alto. Sientes que, por más que lo intentas, siempre te quedas corto. Si tiene la más mínima falla, no es perfecto.

Cómo otros lo ven: Otros pueden confundirlo con una falsa modestia o como un intento de procurar halagos.

Ligado a esta característica, está el sentido de insatisfacción crónica consigo mismo y con otros. Esta insatisfacción constante puede traer desaliento, frustración y tristeza por lo que no se ha logrado.

El ojo crítico también puede dirigirse a otros. La persona perfeccionista tiene la habilidad (que pareciera sobrenatural) de identificar errores en prácticamente todo y en todos. En términos de las relaciones interpersonales, es devastador. A la mayoría de las personas no les gusta andar con alguien que está criticando y juzgando todo el tiempo.

Defensivos

Interesantemente, a pesar de la auto-crítica, el perfeccionista asume una actitud defensiva cuando es criticado por otros. Tiene poca tolerancia a la crítica externa. Sin importar cuán constructiva sea, o la buena intención de quien le hace la observación, el perfeccionista tiende a tomar la crítica de forma personal.

Cómo tú lo ves: Cuando eres criticado, te molestas con la persona que te critica, pero principalmente te molestas contigo mismo. Tu pensamiento es: "soy tan mediocre que otra persona se dio cuenta". Te enojas porque no cumpliste con los estándares de otros, lo que te confirma tu discurso interno de que no eres lo suficientemente bueno.

Cómo otros lo ven: Para los demás, eres una persona tan arrogante que no admites críticas. Piensan que como te sientes tan perfecto, crees que no cometes errores y siempre te justificas.

En realidad se trata de un problema de baja

autoestima. La baja autoestima es una lucha constante para el perfeccionista. La crítica externa le "valida" al perfeccionista la opinión que tiene de sí mismo, lo que le causa coraje porque esa opinión es, precisamente, contra lo que está luchando internamente.

Focaliza en resultados

La mirada del perfeccionista tiende a estar puesta en el resultado final. Olvida completamente el proceso. Resulta más fácil y más agradable para el perfeccionista mirar la meta porque la meta es perfecta, la meta es gloriosa, la meta es igual a éxito. (Después de todo, ¿no es ese el propósito de la vida?)

Te gusta deleitarte en lo que quieres lograr. Y mientras sea un sueño en tu mente, no tiene fallas. Recreas en tu imaginación cómo será tu vida cuando llegues a ese resultado final; coqueteas con fantasías de logro, prosperidad, comodidad y admiración de parte de todos.

Por otro lado, los procesos están llenos de traspiés, de tanteo y error, de obstáculos. Los procesos están llenos de todo lo que un perfeccionista teme; en medio de un proceso se puede fracasar. Entonces, es mejor pasarlo por alto del todo e intentar llegar a la meta, como si el proceso no fuera necesario.

Cómo tú lo ves: No se trata de que no quieras

pasar el trabajo, se trata de evitar la posibilidad de un fracaso o de cometer un error. Para ti, un error no es una oportunidad de aprender, sobreponerte y continuar hacia la meta. Para ti, un error significa echar a perder todo y arruinar la meta. No tendrías problemas si durante el proceso tuvieras la garantía de que todo fluirá sin fallos; pero como ese no es el caso, prefieres mirar el final del camino e ignorar el camino mismo.

Cómo otros lo ven: Otras personas te verán como una persona que sueña mucho, pero que hace poco. Pueden llegar a pensar que no te gusta pasar trabajo y que prefieres las cosas fáciles. Por la manera en que ves las cosas, puedes tener la tendencia de comenzar algo y no terminarlo, porque cuando te amenaza la posibilidad de fallar, simplemente te retiras y buscas una nueva meta. Para los demás, esta acción se interpreta como que eres alguien inestable y que no sabe lo que quiere realmente. Muy pronto, te verán como alguien que siempre inicia "un nuevo proyecto" pero que no lo sostiene.

Por otro lado, una de las cosas en las que se precian los perfeccionistas es en que siempre terminan lo que comienzan. Así que, cuando abandonan algún proyecto porque el proceso les amenaza, lo hacen con justificaciones muy racionalizadas como "ese proyecto no me retaba lo suficiente" o "me surgió una mejor oportunidad".

Procrastinar

Esta es una de las características más interesantes y paradójicas de los perfeccionistas. Cualquiera pensaría que una persona obsesionada con la perfección jamás procrastinaría. De hecho, el perfeccionista pareciera que siempre está ocupado en hacer algo; nunca en ocio. Sin embargo, una persona puede estar muy ocupada haciendo una tarea, para evitar hacer otra. Así que el hecho de estar ocupado no significa que no se esté posponiendo alguna otra cosa.

Como ya hemos explicado anteriormente, uno de los mayores temores que enfrenta este tipo de persona es el fracaso. El fracaso es visto como la más grande tragedia que pueda enfrentar. Por esa razón, el perfeccionista pospone aquello que percibe como algo en lo que puede fallar, no por aversión a la tarea sino para evitar ese fracaso.

Otra razón para procrastinar es la espera del "momento perfecto" para realizar la tarea. La persona espera que todo –condiciones, circunstancias, tiempo, estado de ánimo, clima, recursos- esté perfectamente alineado para entonces hacer lo que necesita hacer. Cuando unes esa expectativa con el ojo crítico, te das cuenta que el "momento perfecto" nunca llegará porque, no importa cuáles sean las circunstancias, el perfeccionista siempre detectará un defecto que impide la realización de la obra.

Curiosamente, en contraste con la característica explicada en la sección anterior, otro motivo para posponer las cosas es la idea arraigada de que tienen que finalizar la tarea, una vez inicie. Si necesita pintar el comedor de la casa, no comenzará la tarea hasta tener la seguridad de que cuenta con el tiempo de iniciar y terminar de una vez. La idea de comenzar la tarea un día y completarla en otro día resulta absurda. Así, prefiere esperar a tener el tiempo para hacer la obra completa.

Esta conducta está relacionada al pensamiento polarizado de "todo o nada" que caracteriza al perfeccionista. Si no puede ser "todo", prefiere entonces "nada".

Cómo tú lo ves: Tu discurso interno dice: "Para hacer las cosas mal hechas o incompletas, prefiero no hacerlas". Sientes que adquieres cierta garantía contra el fracaso, mientras procrastinas. A pesar de ello, no lo interpretas como que estás procrastinando. Desde tu perspectiva, simplemente estás esperando el momento adecuado para hacerlo.

Cómo otros lo ven: Para el que ve de lejos, aparentas ser alguien que le huye a la tarea o que tienes resistencia a hacer algo. Incluso, algunos podrían pensar que tienes una actitud pasivo-agresiva, porque sabiendo que debes realizar algún trabajo, lo pospones como manera de "protesta" o "resistencia". Pueden interpretar que no quieres hacer algo, cuando en realidad lo que no quieres es quedar mal, haciendo algo.

Se ha encontrado que la procrastinación es un serio problema para el perfeccionista. Este no es un procrastinador feliz, al contrario, la acción de posponer lo que debe hacer, en realidad es una fuente de mucha ansiedad para la persona.

CAPÍTULO SEIS

Venciendo el perfeccionismo

He aprendido que el mundo quiere vivir en la cima de la montaña, sin saber que la verdadera felicidad está en la forma de subir la escarpada.
-Gabriel García Márquez, 1927-2014

Todo ser humano tiene la capacidad de adaptarse, crecer, ajustar, modificar y cambiar, hasta el último día de su vida. Pero para lograrlo, tiene que reconocer la necesidad de cambiar y querer hacerlo.

Con toda honestidad, si estás muy a gusto con tu condición de perfeccionista, si disfrutas todo lo que ello implica y te divierte ser así, jamás cambiarás. A decir verdad, si tu "perfeccionismo" no te causa dificultades en tus relaciones, en tus quehaceres o en la manera en que te sientes, no necesitas cambiar. No obstante, en la mayoría de los casos, aquellos que sienten que sus vidas son dominadas por la obsesión por el orden, la perfección y el temor al fracaso, desean cambiar.

Por lo general las personas empiezan a considerar la necesidad de cambio cuando sus actitudes, ideas y acciones comienzan a traerles problemas. Cuando sus relaciones con los demás se ven afectadas o cuando pierden oportunidades por ser como son, la idea de hacer ajustes puede cruzar por la mente.

Sin embargo, para el perfeccionista este reconocimiento es uno muy difícil. Admitir que se necesita cambiar es admitir un error o un defecto; y ese precisamente es el terror del perfeccionista. Una estrategia de evitación es razonar que uno no es perfeccionista en realidad o que uno sí es perfeccionista, pero que esto no nos crea problemas y es algo bueno. Muchas veces, la búsqueda de mejorar viene a instancias de otros y no por convencimiento propio. Esto es, cuando las amistades o la familia insisten en que debe cambiar (esto es motivación *extrínseca*; cuando la motivación proviene de afuera de ti).

Por otro lado, cuando la motivación para cambiar proviene de ti (motivación *intrínseca*) los cambios son más duraderos y los pasos para lograrlos, más certeros. Ciertamente, una persona puede comenzar motivada por otros y en el camino desarrollar motivación propia.

¿Qué ganarías cambiando o modificando tu perfeccionismo?

Para comenzar, vivirías con mucha menos ansiedad y estrés. Tanto el estrés como la ansiedad se han asociado a serios problemas de salud. A pesar de que son elementos "emocionales", tienen un impacto en el cuerpo humano. Por lo tanto, al estar más relajado, mejoras tu salud emocional y física.

Cuando te sientes bien física y emocionalmente, tus procesos de pensamiento mejoran porque ves la vida con más serenidad. Así, tus pensamientos fluirán con facilidad, mejorando considerablemente tu creatividad. En otras palabras, tendrás mejores ideas.

Ese mismo sentido de bienestar producirá en ti la disposición de tomar más riesgos, lo que a su vez, abrirá puertas de nuevas –y posiblemente mejores- oportunidades.

Puedes mejorar tu comunicación, contigo mismo y con otros. Tus diálogos y discursos internos cambian. Como consecuencia, las personas que te rodean comenzarán a verte bajo otra luz.

Además, mejorarán las relaciones, con tu familia, amistades, compañeros de trabajo y otros conocidos. Las personas se sentirán más a gusto en tu compañía y se relacionarán contigo de manera más relajada, sin la preocupación de ser criticados, corregidos o de tener que escuchar quejas.

Otro asunto en el que notarás mejoría es en el manejo de tu tiempo. Al librarte de las obsesiones con los detalles y otros asuntos que consumen tu tiempo, te darás cuenta que tú tienes el control de tu tiempo, y no que tu tiempo te controla a ti.

Una gran ventaja que obtendrás al hacer cambios, es el sentido de satisfacción. No solamente por haber logrado modificar estos rasgos de ti mismo, sino porque aprenderás a sentirte satisfecho con resultados que antes considerabas inaceptables. Ese sentido de satisfacción, produce una sensación de bienestar, de logro y de éxito. Experimentarás crecimiento como persona y vivirás una vida mucho más plena y feliz.

Comienza con el pensamiento

Tu forma de pensar afecta la manera en que te sientes. Tus ideas, tus razonamientos y las conclusiones a las que llegas impactan tus emociones y tu conducta. Hay pensamientos que te perjudican. Basado en esos pensamientos desarrollas tus discursos internos que luego se convierten en el mapa que dirige tu vida.

David Burns, Aaron Beck, Albert Ellis y otros autores identificaron que hay pensamientos distorsionados que afectan la percepción que tenemos de nosotros mismos, de nuestras relaciones y de nuestro mundo. La persona perfeccionista posee muchos de estas distorsiones.

El problema con estos pensamientos es que funcionan como una especie de "filtro defectuoso" para las experiencias de la vida. La función de un filtro es limpiar o purificar. Pero si el filtro está defectuoso, no solamente falla en limpiar sino que puede contaminar lo que pasa a través de él. Así, los pensamientos distorsionados se convierten en el "filtro defectuoso" que contamina la información y las experiencias de la vida (los eventos, la comunicación, las relaciones), haciendo que la interpretación o el significado que se les da sea negativo. En otras palabras, tu percepción se distorsiona. Un comentario positivo como un halago por lo bien que te ves, lo percibes como algo negativo interpretando que quizá la persona pensaba que antes te veías mal. O si tu pareja te sugiere que dobles la ropa de cierta manera, lo tomas como que está implicando que no sabes doblar tu ropa.

La clave está en aprender a identificar estos pensamientos, reconocer cómo te afectan, detenerlos y sustituirlos por pensamientos más sanos. Reconozco que esto es más fácil decirlo, que hacerlo. Sin embargo, es posible. La primera mitad del camino está en reconocer que tienes estos estilos de pensamiento y tratar de identificarlos. Cuando aprendes a reconocer los diferentes tipos de pensamientos distorsionados, ya identificaste al enemigo. La forma de vencerlo es con nuevos pensamientos que reemplacen la idea que te causa daño.

Estos son los tipos de pensamiento que más atacan al perfeccionista y cómo puedes sustituirlos.

1. **Filtro mental** – Es cuando tomas un detalle negativo de alguna situación y lo agrandas hasta el punto que, dicha situación, la defines completamente por ese detalle negativo. Escoges enfocarte en lo negativo y no puedes ver todas las cosas positivas que sucedieron o que también son parte de la situación. Esto es especialmente cierto con el perfeccionista que se sobre-enfoca en fallas o defectos, pasando por alto lo bueno. Cuando filtras solamente un elemento negativo de una situación y lo separas de todo lo positivo alrededor de ti, sacas de proporción eso negativo, convirtiéndolo en algo peor de lo que en realidad es.

   Cómo te afecta – Dejas de ver lo positivo; lo bueno que ocurre se vuelve invisible y se te hace cada vez más difícil ver las cosas desde una mejor perspectiva.

   Sustituye – En cada situación, detente y trata de identificar lo positivo. Al hacerlo, no enlaces las fallas o los errores a lo positivo. No digas: "Entregué el trabajo a tiempo, pero me hubiera gustado incluir más información." Cuando identifiques lo positivo, termina el pensamiento ahí, sin clarificaciones. Simplemente di: "¡Qué bueno que entregué el trabajo a tiempo."

2. **Pensamiento de todo o nada** – Esta es la base del pensamiento perfeccionista. Es el pensamiento polarizado. Cuando tienes este tipo de pensamiento te vas a los extremos y no hay puntos medios. Las cosas son buenas o malas; blancas o negras… las tonalidades de gris no existen para ti (de paso, se dice que hay unas 256 tonalidades de gris, con alrededor de 16,777,216 posibles combinaciones… interesante, ¿verdad?). Como perfeccionista, piensas que las cosas solo pueden ser perfectas, de lo contrario, son un fracaso.

   Cómo te afecta – Juzgas al mundo y a ti mismo en esos términos. Si no eres perfecto, eres un fracaso. Este tipo de pensamiento te produce frustración, desánimo y coraje; aumenta la posibilidad de que te deprimas.

   Sustituye – Necesitas reconocer y decidir creer que en el mundo las cosas no son perfectas. Que una misma situación tiene más de una o dos posibles explicaciones. Que un evento puede ser analizado desde diferentes perspectivas y que no siempre hay una postura correcta y otra incorrecta. La mayoría de las veces hay más de una razón correcta. Cuando decides creer que el mundo no es perfecto (y que la vida no es perfecta) y comienzas a considerar otras posibles opiniones (posturas, explicaciones) para las situaciones y los eventos, empiezas a pensar en términos de *un continuo* y poco a poco dejas las ideas polarizadas y extremistas.

3. **Pensamiento absoluto -** Este comienza como una combinación de los dos tipos de pensamiento anteriores, para llegar a conclusiones absolutas. Destacas un detalle negativo y lo haces parte absoluta de tu vida. Este tipo de pensamiento te hace ver las cosas desde la perspectiva de *siempre* o *nunca*: "Nunca me salen las cosas bien"; "Siempre pierdo los empleos".

   Cómo te afecta – Te convences de que, si algo malo pasa, seguirá pasando en el futuro. Dejas de considerar los aspectos negativos como incidentes momentáneos y los extiendes en el continuo del tiempo. Si algo te sale mal, piensas que *siempre* te saldrá mal. Eventualmente, dejarás de hacer cosas nuevas para evitar el fracaso; dejarás de aceptar nuevos retos y proyectos porque piensas que *nunca* logras nada y que *siempre* te saldrá mal.

   Sustituye – Concentra tus pensamientos en el aquí y en el ahora. Evita definir tus resultados de manera absoluta; no los extiendas al todo de tu vida. Desvincula un evento negativo del presente, de lo que ha ocurrido en el pasado y de lo que piensas que ocurrirá en el futuro. No extiendas a la eternidad un problema del momento actual. Piensa: "Esto pasará"; "Hoy fue así, mañana será diferente". Concéntrate en el hoy.

4. **Leer la mente** – Ocurre cuando, sin tener ninguna evidencia, crees saber lo que otras personas piensan, especialmente de ti. Atribuyes pensamientos e intenciones negativas a otras personas, sin que éstas te hayan dicho nada. En ocasiones este pensamiento puede relacionarse a la *proyección*, que es cuando atribuyes a otras personas los pensamientos, actitudes o intenciones que en realidad son tuyos; los "proyectas" de tal manera que, aunque no los identifiques en ti, los ves en los demás. Si eres un perfeccionista *socialmente prescrito*, este estilo de pensamiento es una constante. Piensas que las personas te consideran un fracaso y que, si alguien tiene una idea buena sobre ti, es porque tienen expectativas cada vez más elevadas y que en algún momento ya no las podrás alcanzar.

   Cómo te afecta – Llegas a conclusiones negativas sobre otras personas y actúas a base de esas conclusiones. Al creer que sabes la manera en que otros piensan, cierras tu vista a la realidad de lo que otras personas realmente piensan, lo que afecta tus relaciones interpersonales.

Sustituye - Aprende a partir de una premisa positiva en lo que se relaciona a los demás. Si alguien no te saludó, no significa que no desea tu amistad, posiblemente la persona no te vio. Si partes de una premisa positiva sobre las personas y luego descubres que tu premisa positiva estaba equivocada, ¿qué es lo peor que puede pasar? Nada. Pero te evitas la angustia de pensar continuamente que las personas tienen malas intenciones o malas ideas sobre ti. Por otro lado, practica la comunicación asertiva. Si tienes dudas sobre algo o alguien, pregunta; recopila información real y confiable (tu percepción no siempre es confiable) antes de llegar a tus conclusiones.

5. **Pensamiento de obligación –** Este es el pensamiento o la idea personal que te presiona con demandas demasiado pesadas. En la literatura psicológica se conoce como los pensamientos de *debo* y *tengo*. Piensas en términos de lo que *debes* o *tienes* que hacer, y creas una lista (consciente o inconsciente) de reglas sobre cómo piensas que deben actuar las

personas y cómo piensas que debes actuar tú. Cuando las personas no cumplen con lo que *deben* o *tienen* que hacer, sientes coraje y piensas que son irresponsables o que no cumplen con tus expectativas. Por otro lado, ese mismo coraje lo sientes contra ti cuando eres tú quien no cumple con esas demandas.

Cómo te afecta – Constantemente te sientes con la presión del deber, lo que no te permite disfrutar de libertad plena. Tus relaciones pueden afectarse, puesto que las exigencias del deber también puedes dirigirlas hacia otros. Esta actitud te convierte en una persona que pasa juicio -sobre su conducta y la de los demás-, lo que a su vez, te convierte en esa persona que siempre está criticando. A menudo sentirás decepción hacia ti mismo cuando no puedas cumplir con algunos de tus *deberes*; y sentirás coraje hacia otros, cuando son ellos los que no cumplen con lo que tú consideras que deben hacer.

Sustituye – Aprende a alinear tus expectativas a la realidad. La mayoría de los *debo* y los *tengo* son irracionales. Significa que si no cumples con ellos, nada catastrófico ocurrirá. Pon tus ideas en su justa perspectiva; ¿qué es lo peor que puede pasar si no haces lo que crees que debes hacer?

6. **Razonamiento emocional** – Esta es la tendencia a dejarse llevar por el estado emocional. Tomas decisiones basadas en la manera en que te sientes, ignorando los hechos. Este pensamiento niega completamente la realidad externa, dirigiendo el foco de atención y, por lo tanto el juicio, a la realidad interna emocional.

   Cómo te afecta – Utilizas tus sentimientos como brújula para dirigir tus decisiones y acciones. Piensas que la realidad es lo que sientes y no lo que analizas o lo que sabes: "si lo siento… entonces es real"; "me siento sobrecargado… mis problemas no tienen solución"; "me siento sola… no tengo a nadie". Al darle peso de realidad a tus emociones, llegas a conclusiones negativas e ideas irreales que, a su vez, te hacen sentir mal. Así creas un ciclo de negatividad que se retroalimenta, basado solamente en tu razonamiento emocional.

   Sustituye – Aprende y decide escuchar, no solamente tu corazón sino también tu mente. La manera en que te sientes es importante y puede ser un buen termómetro para medir una situación o circunstancia. En ninguna manera sugiero que niegues o ignores lo que sientes. Sin embargo, no debe ser lo único que te dirija. Necesitas comparar y contrastar lo que sientes con tu realidad y con lo que sabes. En ocasiones puede ser que te *sientas* solo, a pesar de que *sabes* que no estás solo; o puedes *sentirte* no amada, aunque *sabes* que te aman. En otras palabras, la manera en que te sientes no necesariamente se ajusta a la realidad. Decide no razonar con las emociones; aprende a identificar la realidad de los hechos y dale validez a esos datos. Cuando la realidad no se ajuste a la manera en que te sientes, piensa: "en este momento me siento así, pero esta no es mi realidad"; "la manera en que me siento ahora pasará, en algún momento mi realidad estará en armonía con mis emociones".

Cambia tu discurso interno

Atado a los pensamientos está lo que yo llamo *discursos internos.* Los discursos internos son las declaraciones que constantemente estamos haciendo dentro de nosotros; es lo que te dices a ti mismo.

El discurso interno surge del pensamiento y su daño mayor está en la repetición. No es un pensamiento de un momento o una idea que cruza la mente. Son afirmaciones internas que se repiten con mucha frecuencia. Todos tenemos esos discursos; en algunos estamos conscientes de ellos, en otros casos no. Estos discursos pueden ser positivos o negativos; pueden estar en nosotros por un tiempo o pueden ser de toda la vida. Pero siempre van a impactar nuestra percepción y la forma en que nos sentimos.

Los discursos internos tienen orígenes diferentes. Algunos se forman durante nuestra crianza y por la cultura familiar en que crecimos. Otros surgen de experiencias de vida o de las ideas y estilos de pensamiento que desarrollamos a través de los años.

Los discursos internos –si son positivos- pueden ser una excelente herramienta para el bienestar físico, emocional y espiritual. Pero si eres perfeccionista, tus discursos internos te causarán ansiedad e inquietud. Aprende a identificar tus discursos y experimenta cambiarlos de forma consciente e intencional (incluso, si funciona mejor para ti, haz una lista de los que puedes identificar y cómo cambiarlo a positivo). Algunos ejemplos de cómo hacerlo:

Discurso Interno Negativo	Discurso Interno Positivo
Tengo que estar alerta porque en cualquier momento esto puede salir mal.	*Hice todo lo que estuvo a mi alcance para que esto salga bien; espero un buen resultado.*
Si yo no hago esta tarea o no la dirijo, no se hace correctamente.	*Otros pueden hacer esta tarea a su manera y el resultado será positivo, aunque yo no me involucre.*
Si no obtengo un logro significa que no me esforcé lo suficiente o no hice nada para merecerlo.	*Si no obtengo un logro no tiene que ver con mi valor personal. En la vida hay cosas que se logran y otras que no.*
Esta es la oportunidad de mi vida; si no se da, todo será en vano.	*Esta es una oportunidad importante, si no se da, ya se abrirán otras puertas.*

Analiza el costo

Ser perfeccionista tiene un costo alto; tiene un costo emocional, económico, en energía y en tiempo… y en muchas otras áreas. Utiliza tu tendencia a hacer listas y a anotar cosas para que calcules cuánto te cuesta ser perfeccionista.

Si el costo es en tus relaciones, anótalo en tu lista de costos. ¿Cómo afecta tus relaciones interpersonales? ¿En el empleo? ¿Con tu pareja? ¿Con tu familia o amigos?

Uno de los mayores precios que pagan los perfeccionistas es el tiempo. La tendencia a sobre-revisar un trabajo, sobre-analizar las cosas o rehacer tareas consume gran parte del tiempo. Si revisas hasta la saciedad un breve correo electrónico a un superior, estás pagando demasiado de tu tiempo. Si una tarea que a otros les toma unos 20 minutos, a ti te toma una hora y media porque necesitas asegurarte que todo esté perfecto; o si una sencilla decisión –como qué pedir de un menú o que película alquilar- te toma más de lo debido, estás desperdiciando tiempo.

Analizar y calcular el costo de nuestras acciones, ayuda a estar más alertas. Necesitas ponerte límites y respetarlos. Cuando escribas un documento, decide revisarlo 1 vez, después de finalizado. Cuando completes una tarea, decide soltarla y seguir con otra cosa. Aprende a refrenarte de sobre-analizar o de rehacer las cosas.

Crea consciencia de tus tendencias

Al principio, es posible que necesites a alguien que te ayude con este aspecto. Por lo menos, en lo que tus puntos ciegos dejen de serlo para ti. Identifica a una persona que pueda servirte de apoyo y te ayude a identificar tus tendencias (pensamientos negativos, discursos internos, desperdicio de tiempo, costo en relaciones y otros). Debe ser alguien en quien confíes y que tenga buena voluntad para contigo. Alguien objetivo a quien puedas consultar cuando te sientas abrumado; dale permiso a esa persona de advertirte cuando te estés dejando llevar por tus tendencias perfeccionistas.

No te excuses. No te defiendas ni te amenaces. Desarrolla consciencia de tus hábitos nocivos y no permitas que te controlen. Tan pronto identifiques algo, detén la conducta o el pensamiento y sustitúyelo positivamente.

Mira lo positivo

Haz el compromiso personal de siempre buscar un ángulo positivo a las cosas, las circunstancias, las personas o los eventos.

Al perfeccionista le sale muy natural fijarse en lo negativo o en los defectos. Necesitas entrenarte para hacer lo opuesto. No se trata de pasar por alto lo que parece negativo, sino de buscar algún detalle positivo dentro de cada asunto. Nada es absoluto. Rara vez te encontrarás en una situación donde todo es malo. Practica el encontrar virtudes en vez de defectos (en otros y en ti), ventajas en vez de desventajas, oportunidades en vez de obstáculos. La idea es que, con la práctica, encontrar lo positivo te sea tan natural y fácil como te resulta encontrar lo negativo ahora.

Disfruta el proceso

No tomes este intento como una inconveniencia. No te desanimes si las cosas no fluyen con facilidad al principio. Es una gestión de cambio. Para cambiar tendencias, hábitos, pensamientos y actitudes de toda una vida se necesita paciencia, perseverancia y compromiso. No se trata del producto final, se trata del proceso.

Disfruta el proceso que has comenzado y defínelo como una oportunidad de crecimiento. Es un cambio positivo. Procura aprender cosas de ti en cada paso del camino. Cuando uno se dispone a examinarse –sin estar a la defensiva- descubre cosas de sí mismo que sorprenden. Mientras más uno se conoce, mejor es la sensación de bienestar y de estar en control de quién uno es, lo que uno necesita cambiar y lo que se desea alcanzar. Este es tu proceso, ¡disfrútalo!

Aprende a manejar la crítica

Perfeccionista o no, nadie está exento de ser criticado y la realidad es que a nadie le gusta la crítica. Podemos racionalizar el asunto o aparentar asumir la postura de "altura" y decir que "todas las críticas son buenas" o que recibimos bien la "crítica constructiva"; pero la verdad es que ser criticado duele. Con o sin razón, lastima. Cuando escuchamos una crítica la tendencia natural es a defendernos. Aunque luego analicemos y hasta aceptemos cualquier recomendación, la reacción interna inicial es defensiva.

Esto es especialmente cierto para la persona perfeccionista. Cuando un perfeccionista es criticado, recibe un duro golpe emocional que lo coloca en uno de dos extremos por la tendencia al pensamiento polarizado: completamente desmoralizado (con desánimo, renunciando y no volviendo a intentar para no fracasar) o extremadamente ansioso (sobre-presionándose para cumplir con los estándares de "perfección" esperados).

Aprende a manejar la crítica respondiendo a ella de manera adecuada. Culpar a otros o responder con críticas no contribuye a nada. No pierdas de vista que ser criticado puede representar una oportunidad para aprender. El empresario Ron Edmondson, empresario con más de 20 años de experiencia y pastor, sugiere 5 formas correctas de responder a la crítica:

Considera la fuente ¿Quién es esa persona en tu vida? ¿Qué representa esta persona para ti? La respuesta a estas preguntas puede que no cambie tu respuesta, pero puede influir en la cantidad de energía que inviertes en la respuesta. La fuente de donde viene la crítica es importante. Si una persona que no trabaja contigo critica tu manera de trabajar, posiblemente el origen de la crítica está en la falta de información. Pero si esa misma crítica viene de parte de la persona que te supervisa en el trabajo, es una fuente que debe ser considerada con mayor detenimiento.

Escucha a todo el mundo Aunque no respondas a todo el mundo de la misma manera, dales el respeto de escucharles. Tratar con respeto a la persona que te trae una crítica dice mucho de ti.

Analizar la validez ¿Es cierta la crítica? Considera la posibilidad de que haya un elemento de verdad. No descartes la crítica hasta que consideres qué es cierto y qué no lo es. Este es el primer paso para admitir fallas y reconocer áreas en las que necesitas mejorar.

Busca temas comunes Si siempre recibes la misma crítica, posiblemente existe un problema aun cuando tú piensas que no lo hay. El mundo no está en una conspiración para atacarte; si más de una persona te ha señalado algo, presta atención. Posiblemente es uno de tus puntos ciegos; y no podrás verlo por tu propia cuenta a menos que alguien te lo señale. A menudo puedes aprender algo de la crítica si te dispones a buscar tus tendencias.

Dar una respuesta Una crítica merece una respuesta; a veces esa respuesta es a la persona que te hace la crítica, otras veces la respuesta es solamente para ti (en tu reflexión personal). Aunque una crítica puede ser en realidad un ataque personal (y tener toda la mala intención del mundo), tú tienes el poder de NO tomarlo personal. Haz el ejercicio mental de desligar tu persona de la acción de quien te critica. Cuando tomas los comentarios de forma personal le otorgas a esa persona el poder de perturbarte.

"Baby steps"

Este es el concepto de "pasitos de bebé"; pequeños avances que ocurren poco a poco, pero que a la larga te llevan a la meta. No te desesperes; las grandes distancias recorridas comenzaron con pequeños pasos y esos pasos solamente pueden darse uno a la vez.

Establece tus prioridades

La persona perfeccionista agoniza sobre pequeñas cosas, detalles cotidianos que le consumen tiempo y energía. Necesitas organizar las prioridades de tu vida. Seguramente hay cosas a las que no necesitas darle tanto peso y otras que sí requieren mayor consideración. Estar 45 minutos frente a una góndola del supermercado decidiendo qué marca de salsa de tomate comprar, no puede tener el mismo peso que 45 minutos leyendo y analizando los ofrecimientos académicos de las escuelas en las que puedes matricular tus hijos.

Una estrategia para ayudarte a poner las cosas en su justa perspectiva es responder las siguientes preguntas:

1. ¿Realmente importa?
2. ¿Qué es lo peor que podría pasar?
3. Si ocurriera lo peor, ¿puedo sobrevivirlo?
4. Este asunto, ¿aun tendría importancia mañana? ¿y la próxima semana? ¿y el año próximo?

CAPÍTULO SIETE

Miedo al éxito

El que todo lo aplaza no dejará nada concluido ni perfecto.

-Demócrito, 460-370aC

No todas las personas que tienen miedo al éxito son perfeccionistas. Las razones de por qué algunas personas tienen temor a triunfar son diferentes. Sin embargo, aunque parece paradójico, algunos perfeccionistas padecen de miedo al éxito. Se manifiesta, entre otras cosas, por temor a establecer un estándar alto que luego no pueda ser alcanzado nuevamente. Como explicamos anteriormente, los perfeccionistas *socialmente prescritos* perciben que las demás personas tienen altas expectativas de ellos. Por esta razón, les surge el temor a no satisfacer y, eventualmente, sobrepasar esas expectativas percibidas.

Si llegan a tener éxito, el elogio y el reconocimiento por parte de los demás les produce ansiedad por el temor a no poder repetir ese mismo nivel de éxito. En algunos casos, la persona opta por no intentarlo en primer lugar, por "echar a perder" las cosas o el uso de estrategias de evitación.

El miedo al éxito puede ser tan dañino como el miedo al fracaso y los efectos en la vida de la persona, tanto de uno como del otro, son similares. La persona evita ser exitosa, ya sea de manera consciente o inconsciente. La estrategia que más utiliza es el *autosabotaje*. La misma persona se convierte en su principal obstáculo para alcanzar el éxito y produce sus propias crisis, caos o situaciones que le detienen avanzar en la vida.

El individuo puede estar tan acostumbrado a ese estilo de vida, que constantemente busca oportunidades para sabotearse, creando problemas donde no los hay en realidad. Otros no autosabotean *toda* su vida, pero sí un aspecto de ésta, como por ejemplo, obstaculizan su desarrollo en el hogar, el trabajo, la familia, los estudios y hasta su propia vida espiritual, entre otras áreas.

¿Por qué? Algunas de las causas

Culpa o sentido de no merecerlo. Debido a las experiencias vividas como adultos, o la formación que se recibió en la crianza, el individuo desarrolla un fuerte sentido de culpabilidad, un sentido de que no se es digno. Esta persona se siente mal cuando las cosas le van bien. En ocasiones, sin aparente razón, siente tristeza, vergüenza o preocupación. Especialmente ante la perspectiva de un logro, siente que su ánimo decae y no puede explicar por qué se siente así.

Rol de víctima. Aunque no todos, algunos

perfeccionistas viven en el rol de víctima por mucho tiempo, y se acomodan a ese papel. Esto ocurre porque (aunque suene contradictorio) la posición de *víctima* produce ciertos beneficios. Entre otros, estos beneficios pueden ser emocionales, sociales o económicos. Tener éxito en un aspecto de la vida pone en riesgo esa posición de víctima y, por supuesto, también pone en riesgo los beneficios que le acompañan. Resulta entonces más cómodo mantenerse en ese rol (en el que, irónicamente, ha tenido éxito) que aventurarse a salir de ahí y fracasar.

Inseguridad. Éxito significa cambio y algunas personas perfeccionistas se intimidan con esa posibilidad, pensando que no podrán manejar esos cambios o que no tendrán control de los mismos. Aunque no se sienta bien en su estado actual, prefiere permanecer así que hacer un cambio significativo que trastoque su "seguridad".

Temor. Una causa común del autosabotaje es el temor a no poder mantener el nivel de éxito que se logró. En otras palabras, es el temor a tener éxito y luego perderlo o no poder superar su propia marca. El éxito significa más retos y responsabilidades; para algunos, esto es sumamente amenazante.

Cinco tipos de saboteadores y sus estrategias de autosabotaje

Una de las formas de identificar la inclinación

al autosabotaje es conociendo los tipos de saboteadores más comunes y qué conductas estratégicas utilizan. Quizás puedes identificar algunas de estas conductas en tu propia persona o en alguien que conoces. Claro que, en conducta humana nada es absoluto y nada se agota. Deben existir otros tipos y estrategias adicionales o que posiblemente se derivan o son variaciones de éstas. Sin embargo, estas son las más utilizadas.

El Sistemático.
Estrategia: *La trampa del día anterior*
Cuando esta persona tiene algo importante que -de hacerlo bien- podría representar un adelanto en su vida, el día anterior (sistemáticamente) hace algo que arriesga el éxito de hacerlo bien. Por ejemplo: el día antes de una presentación que debe hacer en el trabajo o escuela se amanece miranto televisión; o hace una cita en la barbería justo antes de una entrevista de empleo, arriesgándose a llegar tarde; o se involucra en una situación conflictiva en el trabajo el día antes de una reunión en donde se va a considerar su ascenso.

El Indiferente.
Estrategia: *La Procrastinación*
Innecesariamente, tiene la tendencia a dejar las cosas para última hora. Se comporta indiferente hacia los asuntos importantes. Pospone las diligencias o decisiones vitales y, debido a que hace las cosas a

última hora (si es que las hace), no le quedan bien o le quedan con una calidad inferior de lo que sabe que puede hacer. No cumple con los estándares mínimos de calidad que sabe que puede alcanzar. Entonces, la justificación constante es "no tuve tiempo".

El Hablador.

Estrategia: *Palabras Sin Acción*

Una forma muy disimulada de autosabotaje son las palabras sin la acción. La persona constantemente está hablando de lo que va a hacer, de las ideas que tiene, sus contactos, lo que va a lograr, pero en realidad nunca da pasos concretos y serios que lo conduzcan a lograr lo que dice. Puede dar la falsa impresión de que es una persona emprendedora y con iniciativa, cuando en realidad vive saboteándose los sueños y metas.

El Reflexivo.

Estrategia: *Pensamiento/conducta negativa y pesimista*

El reflexivo da mucho pensamiento a las cosas y las razona a profundidad, pero siempre desde una perspectiva pesimista. El saboteador reflexivo tiene muy claro y puede hacer una lista completa de todos los aspectos negativos de una situación. Le cuesta mucho mirar sus posibilidades de éxito, sin usar los lentes del fracaso. Sobre-analiza las oportunidades como si tuviera la intención de encontrar todas las áreas negativas de la situación. Aparenta ser cuidadoso y analista, incluso puede parecer una persona muy juiciosa. En la realidad, lo que hace es focalizarse en todas las posibilidades de fracaso para ni siquiera intentar tener éxito.

El Terrorista.

Estrategia: *Sobre Énfasis en los Obstáculos*

En cualquier proyecto de vida se presentan obstáculos que hay que vencer. A veces esos obstáculos son grandes, otras veces son pequeños, pero la verdad es que siempre surgen. Este saboteador usa su estrategia cuando el éxito es casi inminente; parece que todo va bien y está haciendo todo lo necesario para lograr lo que quiere. De pronto, surge un obstáculo, entonces el terrorista aprovecha la oportunidad, saca de proporción la situación y la usa de excusa para no continuar adelante. Cuando hay un escollo en el camino, el terrorista añade el caos y crea una crisis mayor; complica la situación a tal grado que tira por la borda todo el camino recorrido hasta el momento.

Cómo evitar el autosabotaje

- *Explora por qué saboteas tus metas*

Mira a ver cuál es la causa que te lleva a sabotearte. Si es necesario, busca ayuda profesional para profundizar en las raíces de tu situación particular.

- *Prepárate*

No improvises tu vida; planifícala. Toma el control de tu rumbo y no dejes las cosas a la suerte. La inseguridad viene por la falta de control. Sentirás más seguridad en ti cuando sabes hacia dónde te diriges.

- *Acepta el fracaso como parte del éxito*

  Se dice que Thomas Alva Edison dijo: "No fracasé, solo descubrí 999 maneras de como no hace una bombilla." Cada experiencia de vida tiene el potencial de tirarte al suelo o elevarte a un nivel superior. Tú decides. El fracaso es la escuela que te gradúa para el éxito. Pero necesitas continuar hasta finalizar. Si te detienes, te quedarás en el fracaso y nunca subirás a otro nivel.

- *Date permiso de tener miedo*

  El problema real no es el miedo, sino el poder que le das al miedo. Es válido tener miedo, pero no permitas que te paralice; sobreponte a él.

- *Compite contra ti mismo, no contra otros*

  No te compares; eres una persona única, especial e irreproducible. Si tienes la necesidad psicológica de competir, es válido competir contigo mismo de manera saludable. Sin maltratarte emocional ni psicológicamente, trata de superar tus propias metas y éxitos anteriores. Tu mejor medida de éxito eres tú mismo.

- *Reconoce que tus destrezas y habilidades pueden cambiar*

> No eres la misma persona que eras hace unos años atrás. El hecho de que hayas fracasado en el pasado en algo, no quiere decir que vayas a fracasar hoy. Quizás no te has dado cuenta, pero hoy tienes destrezas, conocimientos y experiencias que no tenías hace un tiempo atrás; como ser humano, creces constantemente.

Cuando te das la oportunidad, dejas de ser tu propio enemigo y te conviertes en tu mejor aliado.

Capítulo ocho

El Síndrome del Impostor

El éxito consiste en ir de fracaso en fracaso sin perder el entusiasmo.

-Winston Churchill, 1874-1965

Mi historia

Mientras escribo esto estoy en mi oficina esperando la primera persona citada para el día. Mientras, observo mis credenciales colgadas en la pared; entre diplomas, certificaciones y licencias suman más de 12 representaciones de mis años de estudios, mis esfuerzos y mis logros. Muchos otros logros, no se pueden enmarcar para colocarlos en la pared.

Cuando repaso mi vida académica y profesional, este es mi inventario:

La escuela superior la pasé sin pena ni gloria. Siempre estuve en los grupos "de los adelantados", pero no era sobresaliente; simplemente era del montón. Me preguntaba por qué estaba en esos grupos; quizás por mi buena conducta. Ahora me doy cuenta que aprobé la escuela superior sin ningún esfuerzo. A pesar de que no estudiaba y solamente cumplía con lo mínimo, era suficiente para aprobar las clases con relativo éxito.

Así mismo entré a la universidad. Pensé: "eh…, bueno, hay que estudiar", de más está decir que con esa actitud, me di de baja después del primer año para hacer una carrera corta y, en poco tiempo, comenzar a trabajar.

Así fue que entré a una academia de estilismo y belleza. Estudié cosmetología. Todo lo hacía perfecto; los exámenes teóricos y los prácticos los aprobaba con 100% con mucha facilidad.

Cuando me gradué, tomé el examen de reválida del estado para obtener la licencia que me permitía ejercer mi nueva profesión. Muchas compañeras me dijeron que no era tan fácil; algunas lo habían tomado varias veces. Lo tomé, lo pasé: 100%.

Después de trabajar unos cuantos años en salones de belleza -incluyendo uno propio-, decidí regresar a la universidad y completar un bachillerato (licenciatura) en educación, estudiando durante las noches. Para entonces, ya estaba casada, tenía 2 hijos pequeños y un trabajo a tiempo completo. Sabía que sería más difícil que cuando era soltera y sin hijos, pero mi mentalidad era que solamente necesitaba una puntuación mínima para aprobar los cursos y obtener el grado; mi interés no era destacarme ni hacer más de lo necesario.

Después de un tiempo en la universidad,

recibí por correo una especie de certificado, acompañado por una carta de felicitación de parte de la administración universitaria, porque me habían clasificado dentro del "Cuadro de Honor" de la Universidad. Yo no estaba buscando ser parte del cuadro de honor... y honestamente, en aquel momento no sabía que tal cosa existía. Pensé: "Bueno, debe ser un error. Posiblemente reciba otra carta en unos días diciéndome que se equivocaron."

Olvidado el asunto, continué con mis estudios. Disfrutaba estudiar, y consideraba cada clase como una "terapia" después de un largo día de trabajo. Tenía buenas notas, pero probablemente era porque disfrutaba tanto lo que estaba aprendiendo.

En otra ocasión recibo otra carta relacionada a mis estudios universitarios. Esta vez decía que había sido nominada para el "Dean's List"[9] y que debía enviar de vuelta una información y autorización para aparecer en dicho libro. Pensé: "Debe ser una especie de directorio de la universidad", así que cumplí con lo pedido y, al poco tiempo, recibí por correo la publicación de ese año del "Dean's List" donde yo aparecía con otros destacados estudiantes de universidades de todos los Estados Unidos y Puerto Rico. Me sorprendió cuando entendí lo que era el "Dean's List" muchos años más tarde.

Para cuando estaba finalizando mi grado en Educación, en Puerto Rico recién se había legislado que todos los graduados de programas en educación y que quisieran obtener la licencia del Departamento de Educación de Puerto Rico para ejercer como maestros, debían aprobar un examen de reválida. La administración de la universidad donde yo estudiaba quiso evaluar cuán preparados estaban sus estudiantes para aprobar dicha reválida. Así que crearon un examen similar al del estado, y requirieron que todos los estudiantes de educación de último año lo tomaran. Yo lo tomé. Fui la nota más alta.

Cuando finalicé mi bachillerato (licenciatura) en Educación, me tocó tomar el "verdadero" examen de reválida para maestros. En mi caso, yo tuve que tomar 2; uno de educación general y otro en mi especialidad (español). Aprobé ambos sin problema, con puntuación sobresaliente.

Luego una amiga me sugiere que siguiéramos estudios para obtener un grado de Maestría. En realidad no se me había ocurrido. Pero había disfrutado tanto estudiar que decidí intentarlo. Pensé: "A ver si me aceptan en la otra universidad. Son demasiados requisitos: completar la papelería, pasar una entrevista con un panel de profesores, escribir un ensayo, además de tomar un examen de ingreso... voy a tratar a ver qué pasa."

Tomé el examen de ingreso a estudios graduados. En aquel momento el examen que exigía la Universidad para estudios graduados se llamaba el

PAEG (Prueba de Admisión a Estudios Graduados). Lo tomé y me llegaron los resultados. No sabía lo que significaban los números, ni me interesaban; yo solamente quería entrar al programa de Maestría.

Unos cuantos años más tarde completé mis estudios de Maestría; pero para que se me otorgara el grado, era necesario tomar un examen comprensivo. Era un examen escrito, de dos días de duración. Lo peculiar de este examen era que solamente se puede intentar un máximo de 3 veces. De no aprobar, no se confiere el grado académico. Tenía compañeros que ya habían agotado sus oportunidades de tomarlo. De más está decir lo nerviosa que estaba. Hice mi examen. Fui la segunda nota más alta dentro del programa.

Ya tenía mi grado de Maestría. Pensé: "¿Por qué no seguir al Doctorado? ¿Podré hacerlo? Voy a intentarlo." Tuve que pasar por los mismos requisitos de admisión de la Maestría, pero como ya había tomado el examen de admisión (PAEG) no tendría que volver a tomarlo. Cumplí con todos los requisitos de entrada y, en el día de la entrevista con el panel de profesores, éstos me indican que mi examen PAEG había vencido y que necesitaba tomarlo nuevamente. Pensé, "bueno, tomo el examen y entraré a estudiar el próximo año." Pero una de las profesoras tomó el resultado de mi examen vencido y se lo muestra a la otra, diciéndole algo al oído. Entonces, la que dirigía el panel de entrevista me dice: "Mary Ann, tu examen ya venció y necesitarás tomarlo nuevamente. Pero tus resultados fueron tan altos, que no podemos perder la oportunidad de admitirte al programa Doctoral." En ese momento, en mi mente estoy preguntándome de *qué* rayos ella hablaba y de *quién* rayos ella hablaba. Continuó: "una candidata con tus calificaciones y estos resultados debe ser admitida. Te daremos una "admisión condicionada" inmediata al programa Doctoral de la universidad, con el compromiso de que tomarás el examen de admisión (PAEG) durante tu primer año de estudios." Fue entonces, 5 años más tarde, que supe que –aparentemente- había hecho un buen examen.

Seis años más tarde, después de muchos cursos doctorales, una residencia, un internado y una tesis, estaba lista para recibir mi diploma, no sin antes aprobar el dichoso examen comprensivo; esta vez para que se me concediera el grado Doctoral. El examen fue bajo las mismas condiciones que el examen de grado de Maestría, excepto que éste fue de 3 días de duración (2 días de examen escrito y 1 día de examen oral con un panel de 3 profesores).

¿Cómo me sentía el día del examen? Sumamente tensa, nerviosa, ansiosa. Llegamos al salón, nos sentamos en los pupitres a esperar. Faltaban unos 15 minutos para comenzar, así que todos los candidatos comenzamos a hablar unos con otros. A mi izquierda se sentó una mujer que iba a tomar su examen por tercera vez, era su última oportunidad; estaba muy desanimada. A mi derecha había otra joven que ya había agotado sus tres oportunidades para aprobar el examen, pero le habían concedido una cuarta oportunidad por razones de salud. También era su última oportunidad. Detrás de mí se sentó un caballero diabético. Era la primera vez que tomaba el examen. Nos explicó que cuando está bajo demasiada ansiedad, sus niveles de azúcar se descontrolaban, por lo que necesitaba hacerse una prueba de glucosa en sangre (con un aparatito especial que traía), cada cierto tiempo. Estaba tan tenso, que se revisaba la azúcar cada 15 o 20 minutos. Estuvo murmurando sus resultados durante todo el examen; y claro, yo que estaba sentada directamente al frente suyo, lo escuchaba. Días más tarde: los resultados. Aprobé el examen.

Los pasados párrafos son un breve resumen de mi desarrollo como estudiante. Podría seguir hablando de logros en el área profesionales y en otras áreas de mi vida, pero creo que ya es suficiente para plantear mi punto, que es este: Para mí, toda la sección anterior de este capítulo fue lo más difícil de escribir en este libro. Tanto así, que después de hacerlo, dejé de escribir por tres años; así que, este párrafo que estás leyendo lo estoy escribiendo 3 años después. ¿Por qué? Cada uno de esos logros (y los que no menciono) son eventos que me han hecho dudar de mí misma y han sido fuente de una tremenda inseguridad.

Sin excepción, en cada peldaño escalado, me pregunto: "¿Es en serio? ¿De veras? ¿Yo?" Constantemente vivo con la sensación de que alguien, algún día, tocará a mi puerta y me dirá: "Lo sentimos, cometimos un error; nada de esto le corresponde a usted" o "ya nos dimos cuenta, no puede seguir engañándonos."

De hecho, en este libro es la primera vez que hablo sobre esto "en público". Nunca lo he mencionado a nadie; pero es sumamente real. La manera en que me siento sobre estas cosas en mi "mundo interior" no afecta la manera en que ejecuto en el "mundo exterior". Posiblemente muchos de los que me conocen personalmente se sorprenderían al leer esto. No es algo que ande anunciando por ahí.

Lo que sucede es que padezco del ***Síndrome del Impostor.*** Para aquellos que se están preguntando, no es una enfermedad, y es más común de lo que podrías pensar. He estudiado bastante el tema, pero el hecho de haberlo estudiado y que tenga el conocimiento de lo que es, no impide que lo experimente.

¿Por qué estoy hablando de este tema en este libro sobre el perfeccionismo? Porque, a pesar de que no todos los perfeccionistas lo sufren, todos los que sufrimos del *Síndrome del Impostor,* somos perfeccionistas. En otras palabras, si te consideras perfeccionista y nada de lo que leíste en este capítulo te aplica, da gracias a Dios y sigue adelante. Pero si te suena familiar, eres un perfeccionista con este síndrome.

¿Qué es el Síndrome del Impostor?

El *Síndrome del Impostor* (o "Fenómeno del Impostor") es el sentimiento de que eres un fraude. La sensación de que lograste "colarte" en el sistema sin que nadie pudiera detectarte, y por lo tanto alguien te va a descubrir en cualquier momento. Sientes que por fuera puedes aparentar ser una persona profunda, pero en tu interior sabes que no lo eres.

Las personas que tienen el síndrome, sienten que no son lo suficientemente buenos; se mantienen "a flote", pero pueden vivir en constante estado de ansiedad. Su mayor temor es ser "desenmascarados", ridiculizados, humillados o descartados.

Para entender lo que es el *Síndrome del Impostor* y distinguirlo de otras conductas o tendencias emocionales, es importante establecer 3 cosas:

1. **No se trata de modestia.** La persona no está siendo modesta con sus logros y ejecutorias. La modestia es la virtud que modera las acciones. La persona modesta es aquella persona que no tiene

engreimiento o vanidad; por el contrario, es humilde. Pero para ser modesto, es necesario reconocer y adueñarse de los logros personales. No se puede ser modesto con lo que no se posee. En el caso de los "impostores", no es modestia ni humildad porque los logros no los perciben suyos.

2. **No es un problema de baja autoestima; es un poco más complejo que eso.** Aunque alguien con el síndrome pudiera también tener problemas de autoestima, no siempre es el caso y no necesariamente se trata de "causa y efecto". Claro que la autoestima se puede afectar cuando una persona duda de sí misma, sin embargo, la autoestima baja es un problema aparte con diversas raíces. El *Síndrome del Impostor* se relaciona a logros y metas alcanzadas, por lo que una persona que lo padece puede tener una autoestima bastante buena y no tener problemas en otras áreas de la vida.
3. **Este síndrome no se refiere a lo que la persona *es* sino a cómo la persona *se siente*.** No estamos hablando de la persona que falsifica, finge o aparenta ser exitosa y tener logros que en realidad no tiene. En el caso del "impostor" sus logros, éxito e inteligencia son reales; pero

> simplemente no los siente así. Se trata de un asunto de **percepción**, no de hechos.

Todo el mundo experimenta sentimientos de inadecuación en algún momento dado. Pero el sentido de inadecuación en quienes tienen el síndrome ocurre aun cuando no hay evidencia y, en la mayoría de los casos, cuando la situación es todo lo contrario. En otras palabras, el "impostor" percibido en realidad es una persona que ha alcanzado un alto nivel de logro y éxito. Joyce M. Roché, en su libro The empress has no clothes[10] (La emperatriz no tiene ropa) lo describe como una distorsión en la manera en que nos vemos a nosotros mismos.

El centro de consejería del California Institute of Technology (Caltech) lo define como:

> Una colección de sentimientos de inadecuación que persisten, aun ante evidencia de que lo contrario es cierto. Se experimenta internamente como una insistente duda de sí mismo y sentimientos de fraude intelectual. Básicamente, es el sentimiento de que en realidad no eres una persona exitosa, competente e inteligente, sino que solamente aparentas serlo.[11]

Una característica clásica de este síndrome es la desconexión entre el desempeño, el logro personal y la percepción de estos. La persona tiene mucha evidencia objetiva de sus logros (por ejemplo, buenas notas, reconocimientos, trayectoria de ascensos en su carrera, evaluaciones), pero a pesar de ello, de alguna manera siente que todo lo ha estado fingiendo y que en cualquier momento será descubierta como un fraude.

No es algo que impida la habilidad de funcionar en el diario vivir. Este síndrome **no** es un trastorno de salud mental, **no es un diagnóstico clínico** ni aparece en el DSM (Manual de Diagnóstico de Trastornos Mentales). Sin embargo, es un fenómeno que se ha estado estudiando por más de 40 años.

A finales de la década de los 70s, las psicólogas clínicas Pauline Rose Clance y Suzanne Imes introdujeron el término *Impostor Phenomenon* (Fenómeno del Impostor) cuando se toparon con el síndrome en un estudio de 150 mujeres sumamente exitosas, entre las que había doctoras, abogadas, trabajadoras sociales y profesoras universitarias. Encontraron que muchas de éstas atribuían sus salarios, honores académicos y ascensos a "estar en el lugar correcto en el momento correcto" y no a sus capacidades personales.

El sentimiento y pensamiento del impostor se puede clasificar en tres categorías:

1. **Sentirse como un fraude** – La creencia de que uno no merece el éxito o la posición profesional y que, de alguna forma, se ha engañado a alguien. Esto va de la mano con el temor a "ser descubierto" o "desenmascarado". La persona tiende a pensar: "Puedo dar la impresión de que soy más competente de lo que soy en realidad" o "A menudo tengo temor de que otros descubran lo poco que sé".
2. **Atribuir el éxito a la suerte** – Este es otro aspecto del Síndrome del Impostor. Poseen la tendencia de atribuir el éxito a la suerte o a alguna otra razón externa, y no a sus propias habilidades. Sienten que esta vez lo logró, pero que no será así la próxima ocasión. Sus pensamientos son: "Solamente tuve suerte" o "Esta vez fui afortunada" o "Yo solo estuve en el lugar correcto en el momento correcto".
3. **Minimizar el éxito** – Esta es la tendencia a degradar o descartar el éxito obtenido; le resta la importancia que tiene. Sus ideas son: "En realidad no es gran cosa"

o "No es nada" o "Salí bien en mi evaluación, porque era algo sencillo".

El *Síndrome del Impostor* ha sido relacionado al éxito académico, al temor al fracaso, a la autoestima, la autopercepción, la personalidad Tipo A y a la depresión. Estas personas tienen una autoimagen devaluada y pudieran padecer síntomas de depresión, debido a las dudas personales y pensamientos negativos. Están constantemente autoevaluándose y son fuertes críticos de ellos mismos y sus ejecutorias.

Muchos profesionales de la conducta lo consideran dentro del espectro de la autoduda intelectual. En casos extremos, esta distorsión del pensamiento puede desatar ataques de pánico y estancar el avance profesional de la persona.

¿Quiénes padecen el Síndrome del Impostor?

Algunos estudiosos del tema sugieren que la mayoría de las personas lo han experimentado en algún momento de sus vidas. Pero para otros, es un fenómeno constante. Ocurre en personas que buscan y alcanzan altos logros (llamados en inglés *high-achievers*). Al principio se creía que era más común en mujeres; sin embargo, otros estudios muestran que pueden padecerlo tanto hombres como mujeres.

Algunos expertos han argumentado que la mayoría de los "impostores" son mujeres, debido a que las mujeres internalizan la crítica negativa con mayor facilidad que el hombre. Sin embargo, estudios más recientes identifican el fenómeno en hombres también. [12]

Valerie Young, autora del libro "The Secret Thoughts of Successful Women" (Los Pensamientos Secretos de las Mujeres Exitosas) experta en la condición, identifica los siguientes grupos de alto riesgo:

- Los primeros en un campo, como por ejemplo, las mujeres en la ciencia.
- Primera generación de profesionales; primeros en una familia en llegar a la universidad, primeros en obtener un diploma.
- Personas que trabajan solas.
- Personas que trabajan en el campo de la creatividad.
- Hijos de padres "high-achievers"; hijos de padres con altos logros académicos, profesionales y otros.
- Los perfeccionistas

¿De dónde surge todo esto?

Hay una gran cantidad de estudios acerca de cómo y por qué surge el Síndrome del Impostor en las personas. La doctora Pauline Rose Clance, pionera en el estudio de este fenómeno, desarrolló la escala *Clance Impostor Phenomenon Scale* (CIPS) para medir el fenómeno. La versión en inglés de su escala puede ser descargada en su sitio web.[13]

En 1978 apareció en la revista *Psychotherapy Theory, Research and Practice* el resumen de un estudio hecho por Pauline Rose Clance y Suzanne Imes titulado The Imposter Phenomenon in High Achieving Women: Dynamics and Therapeutic Intervention[14] (El fenómeno del impostor en mujeres exitosas: dinámicas e intervención terapéutica). En este estudio pionero, se trabajó con 150 mujeres académicamente exitosas. Las conclusiones sobre el posible origen de este síndrome fueron interesantes.

Las investigadoras consideraron el factor del género como un posible detonante del Síndrome del Impostor; esto porque la imagen propia de la mujer como un fraude es cónsona con la visión social de la mujer como un ser que no es capaz de alcanzar determinados logros. Asimismo, se consideró al grupo familiar como un factor importante en la construcción de la personalidad de quien padece el fenómeno.

Aunque el estudio de Pauline Rose Clance y Suzanne Imes atrajo atención al fenómeno del Síndrome del Impostor, tenía algunas limitantes. Una de ellas fue que circunscribieron el estudio al género femenino. Investigaciones posteriores, como la de Joe Langford y Pauline Rose Clance titulada The Impostor Phenomenon: Recent Research Findings

Regarding Dynamics, Personality And Family Patterns and Their Implications for Treatment[15] (El fenómeno del impostor: descubrimientos de investigaciones recientes sobre dinámicas, personalidad y patrones familiares y sus implicaciones para el tratamiento), sentaron otros precedentes en la tipificación de esta condición, como algunos rasgos de personalidad.

Hay tres factores que pueden ser la causa del Síndrome del Impostor. En las primeras etapas del desarrollo del niño, la influencia del grupo familiar es decisiva porque en ese momento comienzan a construirse la identidad y la personalidad. Luego, existen ciertos aspectos de la personalidad que pueden hacer que un individuo sea más o menos propenso a padecer de este fenómeno. Finalmente, algunos estereotipos y roles de género también pueden afectar la autopercepción y hacer que la persona sea más propensa a desarrollar el Síndrome.

1. El grupo familiar

Muchas de las mujeres involucradas en el estudio hecho por Clance e Imes provenían de un hogar en el que habían roles definidos para cada uno de los hijos, considerando a uno de ellos como el inteligente. Entonces, por ejemplo, uno es el inteligente y el otro hijo es el lindo o el ingenioso; pero no brillante o inteligente. Para obtener la aprobación familiar, ese niño intenta destacarse con logros académicos y premios, pero éstos nunca son reconocidos por los miembros del grupo familiar, quienes atribuyen estos éxitos a sus encantos o gracias, perpetuando el discurso de la familia. Esto hace que el pequeño se sienta como un impostor; atribuyendo sus logros importantes a factores externos, no a sus méritos. Este modelo se reproduce en la adultez, esta vez racionalizando las duda y temores, lo que da lugar al síndrome. Más adelante, comienza a sentir dudas sobre sus logros.

El estudio de Langford y Clance también encuentra similitudes en las familias de las personas que experimentan este síndrome. Estos grupos familiares suelen ser muy conflictivos, controladores y carecen de una comunicación efectiva, ya que la comunicación y la conducta están dominadas por reglas. No hay reafirmación positiva ante la individualidad; crean roles específicos que esperan que el niño cumpla sin validar los sentimientos de éste. Así, el niño siente la necesidad de crear un "yo falso" para obtener la aprobación y validación de parte de su familia. Esta tendencia se carga hasta la adultez.

Las personas con el Síndrome del Impostor suelen ser personas inteligentes y sobresalientes en sus ejecutorias. Sin embargo, la formación que recibieron en el entorno familiar -en donde su verdadera identidad e individualidad no eran reconocidas ni validadas- le crea una desconexión con su "yo real".

Por lo tanto, cuando el la persona legítimamente alcanza logros, le cuesta sentirlos suyos; de alguna forma siente que no le corresponden, ya que creció acostumbrado a no ser reconocido por quien es realmente. Le cuesta aceptar el reconocimiento como algo válido para sí.

2. La personalidad

Como mencionamos anteriormente, el Síndrome del Impostor no tiene ninguna relación directa con la baja autoestima. El problema es la forma en la que se maneja la ansiedad y la angustia ante las dificultades y el fracaso. Si bien es posible que una persona con baja autoestima padezca de este fenómeno del impostor, la baja autoestima no es la causa *per se*. En efecto, Langford y Clance lograron encontrar una correlación fuerte y positiva entre el fenómeno del impostor y aspectos de la personalidad como la desconfianza, ansiedad y la introversión. Una persona que padece este desorden suele tener una relación diferente con los triunfos y fracasos.

En términos generales, todas las personas suelen actuar siguiendo dos patrones de pensamiento:

En el primer grupo están quienes consideran que la inteligencia es una cualidad maleable, que puede cambiar y crecer con esfuerzo, trabajo y entrenamiento; en otras palabras, que si hay algo que se les hace difícil, es porque necesitan más práctica, más experiencia y/o más conocimiento sobre la materia. Estas personas suelen motivarse por metas orientadas al aprendizaje, ya que su objetivo es aumentar su conocimiento y habilidades. No les preocupa mucho estar en el tope de la situación, lo que piensan los demás o cuánto tiempo les lleve alcanzar sus objetivos. Su interés es aprender lo más que puedan durante el camino. Estas personas son más resilientes ante el fracaso, lo ven como una parte del aprendizaje y no pierden la motivación con facilidad cuando fallan o no alcanzan la meta del primer intento.

En el segundo grupo están aquellos que consideran que la inteligencia es algo fijo, que no puede modificarse. Piensan que la inteligencia, el talento o las capacidades son algo que se posee o no se posee, y no hay manera de desarrollarlos. Aunque también consideran que es posible alcanzar algo con esfuerzo, disciplina y práctica, sienten que siempre será un resultado mediocre, comparado con lo que se puede lograr si se tiene el talento o la inteligencia y, por lo tanto, el logro se alcanzara sin mucho esfuerzo. Estos individuos se sienten más motivados con metas orientadas a su ejecutoria, es decir, que su objetivo es demostrar ante los demás sus capacidades y probar su inteligencia. Cuando los sujetos con esta visión se enfrentan al fracaso se sienten incapaces e inútiles, por lo que evitan repetir la actividad en la que se falló para no exponerse más a la humillación. Asumen toda la culpa por los errores cometidos y se sumergen en la ansiedad y la vergüenza. Este tipo de reacción se acerca un poco a la que experimentan los que padecen el Síndrome del Impostor.

Las personas que sufren del Síndrome del Impostor tienen un **locus de control externo**,[16] es decir, atribuyen sus logros a variables externas como la suerte, el destino y la incapacidad de las otras personas para evaluarlos, entre otras cosas.

3. El género

Si bien este desorden aparece con frecuencia en las personas de ambos sexos, existe un factor de la construcción del género que hace que las mujeres respondan de forma diferente a los hombres cuando perciben que hay un riesgo en las situaciones competitivas o que involucran alcanzar logros. Es decir, las mujeres responden diferente en situaciones en las que se pone a prueba su capacidad e inteligencia y en las que ellas sienten que pueden ponerles en evidencia, desenmascararles y descubrir su "fraude" percibido.

Para las mujeres, la ansiedad generada por el Síndrome del Impostor las convierte en personas precavidas, que no toman riesgos en vano para no ser "descubiertas". Esto ocurre porque las mujeres tienen que lidiar con el sentido de ser inadecuadas, la típica expresión sexista que las coloca en una posición desventajosa. La mujer, entonces, tiene una posición mucho más pasiva, evita las situaciones de riesgo y se aleja por completo si siente que hay posibilidad de quedar expuesta. A esto se une la presión que enfrenta al tener que sobresalir como profesional, como ser madre y esposa al mismo tiempo.

Los hombres, por el contrario, cuando se enfrenta a estas situaciones de riesgo, que ponen a prueba sus talentos, tienden a ser mucho más impulsivos y necesitan cambios casi inmediatos. El hombre con síndrome de impostor reacciona de una forma mucho más agresiva y competitiva. Esto es así porque a través de la acción busca compensar sus fallas y probar que son competentes ante los demás. Lo hombres no sienten el mismo nivel o intensidad de indefensión o el temor a la pérdida que experimentan las mujeres, por lo que pueden lidiar con el reto de una forma más impulsiva.

El perfeccionismo y el Síndrome del Impostor

Como mencioné anteriormente, existen rasgos de personalidad y características del entorno familiar, además de factores de género, que contribuyen al desarrollo del síndrome. En este desorden los sentimientos de ser inadecuado para una labor determinada, de no ser lo suficientemente competente para obtener ciertos logros, existen en silencio dentro de la mente de las personas a menudo exitosas, que temen que en cualquier momento serán "descubiertas" y su "farsa" saldrá a la luz pública.

Esto se acompaña con respuestas como la ansiedad, y a veces, trastornos depresivos.

El individuo perfeccionista tiene una respuesta muy particular ante de los logros y el fracaso, en la que la necesidad de controlar se hace manifiesta. Si existe algún error o falla, entonces se asume una posición que puede ser pasiva para evitar seguir fracasando o bien una postura más agresiva para enmascarar la falla y corregirla. Asimismo, existe una necesidad particular de probarle al mundo que se es perfecto, para lograr la aprobación de los demás. Todas estas características de la personalidad son comunes a quienes experimentan el Síndrome del Impostor.

La conformación familiar en la que se desarrolla la personalidad del individuo con el síndrome es muy similar a la del perfeccionista: ambos vienen de entornos en los que el amor se condiciona a los logros obtenidos, con roles bien definidos; familias muy controladoras, que no permiten el desarrollo y expresión de la individualidad, sino que se fomenta la orientación a los logros. (Esta conformación familiar puede ser real o percibida.) Esto crea individuos que procuran la búsqueda de aprobación externa, sintiendo que sólo pueden lograrla a través del éxito. En el fondo existe el temor constante a perder el afecto del otro.

Asimismo, un grupo familiar controlador y conflictivo, en el que hay un alto nivel de demandas de éxito y logros también les lleva a pensar que la verdadera inteligencia o talento se refleja en el éxito. Esta forma de pensar -como hemos discutido en capítulos anteriores- hace que el individuo cree una visión dicotómica que refuerza el patrón perfeccionista, aumentando las dudas y la presión sobre sí mismo.

Ya sabemos que la autocrítica severa y despiadada es muy típica de los perfeccionistas, pero también lo es del Síndrome del Impostor. Ambos desconfían de sus capacidades personales, y por ende necesitan controlar todos y cada uno de los aspectos que podrían llevarlos al fracaso. Para asegurar este control, suelen utilizar algunas estrategias de manejo.

Estrategias de manejo

Quien experimenta este síndrome desarrolla estrategias para evitar el fracaso. Estos dos también son mecanismos característicos de los perfeccionistas:

Esforzarse al máximo

La persona estudia en exceso, se prepara más, entrena muchas más horas, lee más libros, pasa más tiempo en la oficina... invierte todo su esfuerzo de forma intensiva para alcanzar la meta. De este modo puede decir que logró ese objetivo gracias a ese trabajo extra, puesto que no confía al 100% en sus capacidades personales. Esto es típico en algunos perfeccionistas.

No esforzarse en lo más mínimo

La persona hace lo menos que puede, evita estudiar, leer, trabajar o entrenar. De este modo se protege, porque si hay un fracaso entonces puede atribuirlo a la falta de esfuerzo y dedicación; no porque no tuviese la capacidad para hacerlo.

Relación directa

Si bien es cierto que no todos aquellos individuos perfeccionistas padecen del Síndrome del Impostor, no se puede negar que hay una fuerte relación entre ambos. En algunos casos se puede considerar el perfeccionismo como el paso inicial para el desarrollo del síndrome.

Ambas tendencias comparten muchos aspectos en la etapa de la gestación y conformación de la personalidad, así como su consolidación en la etapa adulta. Tanto el perfeccionista como la persona que vive el fenómeno del impostor utilizan estrategias similares en ante la presión y la ansiedad.

17 Estrategias para vencer el Síndrome del Impostor

Los efectos del Síndrome del Impostor no tienen por qué cargarse toda la vida. Tomando las acciones pertinentes, es posible sobreponerse a él, siempre y cuando se tenga la disposición de vencerlo.

Si piensas que pudieras estar experimentando este fenómeno, he aquí algunas de las estrategias que pueden ayudarte a manejarlo y, eventualmente, deshacerte de él:

1. Reconoce que el Síndrome del Impostor es real.

2. Acepta que tienes esos sentimientos. Presta atención a tus propias emociones y crea conciencia de tus sentimientos de impostor.

3. Identifica tus pensamientos automáticos y no les des paso. Estos son pensamientos que surgen rápidamente y que afectan la manera en que percibes una situación. Quizá no te has dado cuenta de ellos, pero influyen en tu percepción de las cosas. Por ejemplo: "no tengo la habilidad para hacer esto". Aprende a retarlos cada vez que los identifiques.

4. Busca apoyo. Busca alguien con quien puedas discutir esos setimientos y que te entienda. Puede ser un buen amigo o un profesional de la conducta.

5. Haz una lista de tus logros, o mejor aún, lleva un diario de tus éxitos -grandes y pequeños. Lee esa lista de tus logros de vez en cuando.

6. Lleva un registro escrito de los reconocimientos que otros te dan; formales o informales… palabras de elogio, agradecimientos, etc. También léelo, cada vez que sientas tu confianza decayendo.
7. Cuando recibas reconocimientos o elogios de otros, internalízalos y acéptalos de manera objetiva. Cuando los rechazas estás poniendo en duda la capacidad de juicio de la persona que te elogia.
8. No atribuyas tu éxito a la suerte ni a ningún elemento externo.
9. Deja de hablar sobre tus habilidades o tus logros usando palaras como "meramente", "solamente", "simplemente", etc.
10. Cambia tus propias reglas; esas reglas que te dicen: "no puedes equivocarte", "no decepciones a otros". Date el permiso de fallar; date el permiso de expresar tu humanidad.
11. Rodéate de personas que te edifiquen y te valoren; pasa tiempo con ellos. Estas son las personas que fortalecen tu confianza. Por otro lado, aléjate de aquellas personas que drenan tu espíritu, enfocándose en lo negativo (irónicamente, a veces hasta con buena intención).

12. Desarrolla un nuevo discurso interno. Adopta declaraciones que valoren quien eres y tus talentos, al mismo tiempo que pongan en perspectiva las cosas. Por ejemplo: "no tengo que saberlo todo; tengo la habilidad para aprender" o "es natural que sienta inseguridad en este nuevo empleo" o "si me encuentro en esta posición es porque tengo los méritos para ello".

13. Reconoce que no hay nadie perfecto y que los inconvenientes que puedas enfrentar son oportunidades de crecer y aprender.

14. Aprende a separar los sentimientos de los hechos. Que te sientas de cierta manera no significa que sea la realidad. La persona con Síndrome del Impostor piensa, "me siento tonto, debo serlo". Sustituye el pensamiento por, "me siento inadecuado, pero sé que no lo soy." Los sentimientos pueden equivocarse; apégate a los hechos.

15. Desarrolla una nueva visión del fracaso. El fracaso no es una definición de tu identidad ni de quién eres como persona. Comienza a ver la oportunidad que cada fracaso te brinda. En 1922 Henry Ford escribió: "El fracaso es solo una oportunidad de comenzar de nuevo de forma más inteligente".

16. Visualiza el éxito. Antes de realizar alguna tarea, visualízate haciéndola de maneja ejemplar. Utiliza esa visualización para calmarte y rechazar los pensamientos catastróficos que te auguran desastre.
17. Prémiate. Rompe con la tendencia de buscar validación externa, para luego descartarla. Procura la autoaceptación y autovalidación; sé paciente contigo y relájate.

Finalmente, acepta el hecho de que hay cosas que no sabes, hay cosas que nunca sabrás y hay cosas que puedes aprender.

Capítulo nueve

Mitos sobre el perfeccionismo

Discutir con un hombre que ha renunciado al uso de la razón, es como darle medicina a un muerto.

-Robert G. Ingersoll, 1833-1899

Hay quien piensa que una persona perfeccionista es aquella que realiza una tarea repetidamente hasta que quedan perfectas o hasta que uno considere que es perfecta. Pero, como ya hemos explicado, el proceso de pensamiento del perfeccionista es mucho más complejo que eso.

A menudo la persona perfeccionista es malinterpretada y, por consiguiente, se convierte en víctima de creencias equivocadas que los demás tienen de lo que es un perfeccionista.

Los siguientes son algunos mitos comúnmente relacionados con la idea del perfeccionismo y todos aquellos que lo viven diariamente.

Los perfeccionistas no descansan hasta que lo que están haciendo quede perfecto.

Este mito surge de la idea mencionada previamente: que los perfeccionistas hacen la misma tarea hasta que alcance ciertos estándares de perfección impuestos por ellos mismos. La realidad es que muchos perfeccionistas se cansan de estar haciendo lo mismo una y otra vez y que el resultado no sea el esperado.

Los perfeccionistas siempre son exitosos.

Es normal pensar que los que no dejan de intentar hasta que logran obtener algo hecho a la perfección siempre tendrán éxito. Nada los detiene de realizar sus objetivos y alcanzar sus metas. La verdad es que no todos los perfeccionistas son exitosos, así como no todos los que son exitosos son perfeccionistas. Un perfeccionista puede intentar hacer algo en repetidas ocasiones, y puede poner todo su esfuerzo y trabajo y dedicación en lograrlo. Sin embargo, puede ser que la tarea simplemente no se le dé, por más práctica que tenga y por más que quiera conseguirlo, como le pasa a todo el mundo una que otra vez. Así mismo, puede que a alguien se le facilite la tarea que el perfeccionista no pudo realizar, y esto no significa que uno sea mejor que el otro, o que esto haga que el perfeccionista fracase en la vida. Cada quien tiene sus diferentes fortalezas y debilidades.

Los perfeccionistas nunca son holgazanes.

Tendemos a decir que alguien es holgazán cuando pasa largos periodos de tiempo sin hacer nada. Usualmente no creemos que una persona a la que consideramos holgazana sea perfeccionista. Pero, como explicamos en capítulos anteriores, muchas veces el perfeccionista se paraliza y no realiza la tarea que debe hacer porque tiende a procrastinar. Por otro lado, creer que los perfeccionistas siempre están motivados y deseosos de realizar la tarea, es parte de este mito. Los perfeccionistas también pasan por momentos de frustración y desgano; con más frecuencia de la que se cree.

Los perfeccionistas sufren de trastorno obsesivo-compulsivo.

Algunos piensan que el trastorno obsesivo-compulsivo va de la mano con el perfeccionismo: los que sufren de este trastorno son perfeccionistas y los perfeccionistas lo son porque sufren de este trastorno. La realidad, sin embargo, es que no son las dos caras de una sola moneda; es decir, pueden vivir separados y se puede tener uno, pero no el otro. El trastorno obsesivo-compulsivo no siempre tiene que ver con el perfeccionismo: la repetición de una tarea o de una frase o hacer una actividad que podría parecer "trivial" hasta que se obtenga cierto resultado. De la misma forma, si bien alguien puede ser perfeccionista y además padecer de trastorno obsesivo-compulsivo, este trastorno no es una característica del perfeccionismo.

Los perfeccionistas son perfectos; nunca se equivocan.

Nadie es perfecto, ni siquiera alguien que consideramos un perfeccionista. Los perfeccionistas cometen errores como cualquier otra persona, y estos errores lo afectan más de lo uno podría creer. Equivocarse es algo inevitable. Pero para los perfeccionistas, en quienes los demás tienen tan altas expectativas, el equivocarse significa que no sólo se están defraudando a ellos mismos, sino también a la gente que los rodea. Los perfeccionistas no son perfectos, así como nadie es perfecto, por más que pueda parecer o por más que uno así lo piense y, como explicamos en capítulos anteriores, sus errores pesan más de lo que uno podría imaginar.

Los perfeccionistas tienen gran autoestima.

Esto no es necesariamente falso, pero en la mayoría de los casos, tampoco es verdad. De hecho, ya sabemos que los perfeccionistas sufren estrés (como todos lo sufrimos en alguna ocasión), baja autoestima (lo cual es perfectamente normal, dado que todos pasamos por momentos de duda y falta de confianza en nosotros mismos), y muchos de ellos padecen de ansiedad. La razón por la que a veces los perfeccionistas continúan realizando algo que otras personas piensan que ya está bien hecho es porque ellos no lo ven de la misma manera: tienen miedo de que la tarea que están llevando a cabo no esté a la altura que los demás esperan, o que los demás piensen que está mal realizada y se burlen, o que el resultado no sea el esperado y, por ende, el esfuerzo y trabajo puestos en ella hayan sido en vano. Como se dijo antes, esto no significa que todos los perfeccionistas sufran de baja autoestima, pero sí es una característica que se asocia con el perfeccionismo (de igual manera, no todos los que sufren de baja autoestima son perfeccionistas).

Uno puede elegir ser perfeccionista.

Muchos creemos que los que no son perfeccionistas pueden despertar un día y decidir serlo. Es como si alguien decidiera ir a pintarse el cabello porque ya no quiere tenerlo del mismo color. Pero no es tan fácil como cambiar el color del cabello. De hecho, un perfeccionista no decidió ser así; no decidió que iba a tener ciertas características en su forma de ser y de actuar. Claro que uno puede escoger ser más productivo o hacer las cosas con mayor excelencia, pero eso no necesariamente convierte a alguien en perfeccionista. Entre otras cosas, los perfeccionistas suelen sufrir de ansiedad, que a fin de cuentas es un trastorno y uno no elege tenerlo.

Un perfeccionista puede decidir dejar de serlo.

Igual que el mito anterior, creemos que un perfeccionista puede repentinamente decidir que ya no quiere ser perfeccionista. Como hemos dicho antes, el perfeccionista lidia con ansiedad (y a veces depresión) y con expectativas casi imposibles de alcanzar, lo cual le causa más estrés, preocupación y miedo a enfrentar el fracaso o los errores. Si uno simplemente pudiera decidir dejar de ser perfeccionista, sin duda lo haría. Por otro lado, eso significaría además decidir dejar de padecer ansiedad o dejar de tenerle miedo a equivocarse o entender que todos tenemos límites. Es más fácil decirlo que hacerlo. Y si bien uno no puede dejar de ser perfeccionista de un día a otro (dado que es un rasgo de la personalidad y parte de un estado mental complicado), sí es posible encontrar formas de disminuir esa ansiedad o maneras para tranquilizarse cuando las cosas no salen de la forma que se esperaba.

Todos los perfeccionistas tienen los mismos estándares de perfección.

La perfección, como muchos otros aspectos del ser humano y de la vida cotidiana en general, es subjetiva. Nadie tiene los mismos estándares de nada, incluyendo la perfección. Lo que es perfecto para uno no necesariamente será lo perfecto para alguien más. No todos los perfeccionistas piensan de la misma manera, ni realizan las cosas ni llevan a cabo sus actividades de la misma manera, ni alcanzan la "perfección" de la misma manera. Por esto es que incluso los perfeccionistas en ocasiones pueden chocar unos con los otros si se encuentran dentro de un mismo grupo. Cada uno de ellos tendrá su propia estrategia o su forma de realizar distintas tareas.Cada uno tiene su propia definición de lo que es "perfecto". Simplemente, cada perfeccionista se apega a lo que entiende que le funciona.

Los perfeccionistas nunca dejan las cosas para el final.

En algún momento, todos sabemos lo que es dejar las cosas para el final, el pensar que tenemos mucho tiempo para llevar a cabo una tarea o realizar alguna actividad y posponerla hasta el último momento. El perfeccionista lo hace más a menudo. Como ya explicamos antes, esta es una característica de muchos perfeccionistas: dejar todo hasta el último momento… procrastinar. Por lo general, esto es completamente inconsciente. Los perfeccionistas posponen las cosas hasta el final porque piensan que no es el momento adecuado para realizar su tarea, y si dicha tarea va a resultar exitosa, tiene que ser hecha en el momento perfecto. Pero en lo que el perfeccionista espera a que llegue el momento perfecto, pierde todo el resto del tiempo que tenía. A fin de cuentas, el momento perfecto nunca llega. Ahora la única opción que le queda es realizar la tarea lo mejor que pueda, haciéndola con todo el esfuerzo y la dedicación posibles. Como se mencionó antes, no es algo de lo que usualmente se den cuenta.

Capítulo Diez

¿Eres perfeccionista?

El que sabe conocerse a sí mismo es dueño de sí.
-Pierre de Ronsard, 1524-1585

Si leíste los capítulos anteriores y no te los saltaste para llegar aquí (un perfeccionista nunca haría algo como eso), ya sabes que no todos los perfeccionistas son iguales. No son clones con las mismas características ni los mismos estándares o expectativas. Aun con toda la información que tenemos, podría ser difícil determinar si alguien que conocemos es perfeccionista, o incluso si nosotros mismos lo somos. Hay muchas señales y rasgos distintos y no necesariamente debemos poseer la mayoría de ellos para darnos cuenta de que buscamos el perfeccionismo en nuestra vida cotidiana.

Por otro lado, todos tenemos un punto ciego. En el caso de la persona perfeccionista, se le hace muy difícil mirar hacia ese punto ciego ya que reconocerlo sería admitir que, bueno... no es perfecto.

Para ayudarte a identificar si eres perfeccionista o si tienes rasgos de perfeccionismo te incluyo el siguiente cuestionario. Este no es un instrumento científico ni provee diagnóstico alguno; su resultado depende completamente de cuán acertadas y ciertas sean tus respuestas. El objetivo es simplemente darte una idea de cuán cerca o cuán lejos estás de la obsesión del perfeccionismo.

Cuestionario sobre Perfeccionismo

¿Eres perfeccionista? Lee cada declaración y selecciona un número del 1 al 5 con la respuesta que más se acerque a tu situación. Los números representan las siguientes respuestas:

5=*Siempre* 4=*Casi siempre* 3=*A veces* 2=*Casi nunca* 1=*Nunca*

1. *¿Buscas agradar a otros?*
   5 4 3 2 1
2. *¿Piensas que tienes que sufrir para ser exitoso(a)?*
   5 4 3 2 1
3. *¿Cada error te pesa como si tu vida dependiera de ello?*
   5 4 3 2 1
4. *¿Tiendes a dejar todo para el último momento?*
   5 4 3 2 1
5. *¿Criticas a los demás?*
   5 4 3 2 1
6. *¿Tienes expectativas muy altas de ti mismo(a)?*
   5 4 3 2 1
7. *¿Relacionas tu trabajo con tu valor personal?*
   5 4 3 2 1
8. *¿Te cuesta mucho manejar el rechazo?*
   5 4 3 2 1
9. *¿Tienes expectativas muy altas de los demás?*
   5 4 3 2 1
10. *¿Piensas en términos de "todo-o-nada"? (Si algo no es perfecto, entonces es un desastre.)*
    5 4 3 2 1
11. *Cuando inicias una tarea sencilla, ¿terminas convirtiéndola en un gran proyecto o una súper*

producción?

5 4 3 2 1

12. *¿Piensas que otras personas esperan mucho de ti?*

    5 4 3 2 1

13. *¿Asumes una actitud defensiva cuando alguien te critica?*

    5 4 3 2 1

14. *¿Se te hace fácil encontrar errores o fallas en ti o en otras personas?*

    5 4 3 2 1

15. *"Inflexible", ¿es una palabra que te describe?*

    5 4 3 2 1

16. *¿A menudo te esfuerzas ayudando o aconsejando a otros para que no cometan errores?*

    5 4 3 2 1

17. *¿Tiendes a hacerte cargo de las cosas para que queden bien?*

    5 4 3 2 1

18. *¿Tiendes a ser fuerte y no perder control de tus emociones?*

    5 4 3 2 1

19. *¿Te cuesta compartir con otros o demostrar tus verdaderos sentimientos y emociones?*

    5 4 3 2 1

20. *Después de finalizar una tarea, ¿te quedas con la sensación de que se pudo haber hecho mejor o que estaba incompleta?*

    5 4 3 2 1

21. *¿Tienes maneras muy particulares de hacer las cosas y te incomoda que otros las hagan diferente?*

    5 4 3 2 1

22. *¿Opinas que lo más importante es el resultado final de las cosas, el logro?*

    5 4 3 2 1

23. *¿Te deprimes si no logras tus metas?*

    5 4 3 2 1

24. *Cuando alcanzas el éxito en algo, ¿sientes que no es suficiente?*

    5 4 3 2 1

25. *¿Te toma una cantidad de tiempo excesiva realizar una tarea?*

    5 4 3 2 1

26. *¿Prefieres el orden y la estructura (aunque no siempre tienes tus cosas en orden o estructuradas)?*

    5 4 3 2 1

27. *¿Te preocupa cometer errores?*

    5 4 3 2 1

28. *¿Uno de tus padres (o ambos) tiene o tenía expectativas altas de ti?*

    5 4 3 2 1

29. *¿Uno de tus padres (o ambos) es o era orientado a criticar?*

    5 4 3 2 1

30. *Antes de realizar una tarea, sin importar cuán preparado(a) estés, ¿te sientes inseguro(a)?*

    5 4 3 2 1

Interpretación del cuestionario

Suma los puntos de las respuestas a cada pregunta. Si tu puntuación fue de:

1 – 44: No eres perfeccionista en lo absoluto. Sigue disfrutando tu vida y sé feliz.

45 – 74: No eres perfeccionista, pero posiblemente te gusta hacer las cosas bien. Sin embargo, el hacer bien las cosas no es algo que te obsesione ni permites que controle tu vida.

75 – 89: Tienes unos cuantos rasgos de la personalidad que parecerían de perfeccionista, pero posiblemente no lo seas.

90 – 104: Tienes una tendencia hacia el perfeccionismo, aunque probablemente solamente seas una persona maniática que muchos definen como perfeccionista.

105 – 119: Se te podría considerar como una persona perfeccionista; sin embargo tienes cierta flexibilidad. A pesar de ser perfeccionista, posiblemente no es algo que controle tu vida.

120 – 134: Eres perfeccionista. Posiblemente tienes una tendencia hacia la rigidez y cada vez tu obsesión con la perfección va creciendo. Si no tomas medidas podrías caer en el "perfeccionismo

neurótico".

135 – 150: Definitivamente eres perfeccionista en extremo; quizá tienes un "perfeccionismo neurótico". Posiblemente tu perfeccionismo te crea problemas, ya sea contigo o con otros. Si sientes que necesitas ayuda para hacer cambios, busca un profesional de la conducta que pueda apoyarte.

Eres perfeccionista si…

1) **Buscas agradarle a todos.**

Si le agradas a todas las personas que conoces, empiezas a considerarlo un éxito, por lo que no agradarle a alguien es igual al fracaso o al rechazo. Buscas impresionar a los que te rodean porque cuando no lo logras, te sientes frustrado y no sabes cómo reaccionar ante una situación así.

2) **Piensas que tienes que sufrir para ser exitoso.**

"La belleza cuesta", dice el dicho, y por lo general crees que para alcanzar el éxito, tienes que hacer ciertos sacrificios. Esto puede llegar a ser beneficioso, siempre y cuando sepas que a veces no puedes lograr una meta sin antes soltarte de algo que ya no necesitas o que te impide el paso. Pero tampoco es necesario convertirse en un mártir ni regirte por normas que finalmente te causarán más daño que bien.

3) **Cada error te pesa como si tu vida dependiera de ello.**

Equivocarte es lo peor que te puede pasar, y aunque sabes que nadie es perfecto, sientes que tus errores son imperdonables. Sólo respira y recuerda que, en la mayoría de los casos, los errores se pueden reparar. Si hay un error que no puedes reparar, entonces utiliza ese error como una lección. Nunca es demasiado tarde para aprender algo nuevo, y a pesar de que no lo parezca, mientras más te equivoques, más oportunidades tienes de crecer como persona.

4) Dejas todo para el último momento.

Esto no es sólo porque estás buscando ese momento perfecto al que se refería uno de los mitos; también puede ser que ni siquiera has empezado a realizar la tarea que tienes que hacer y ya estás pensando en que te va a salir mal. Lo importante es dar tu mejor esfuerzo, que se verá reflejado en tu trabajo.

5) Criticas a los demás.

Tal vez lo hagas de manera consciente o inconsciente, pero lo haces. Todos hemos llegado a criticar a otros, sea una persona que conocemos o un completo desconocido. Lo que hay que tener en cuenta es que, además de que nadie es perfecto, todos estamos pasando por distintas situaciones y hemos andado por nuestra vida de maneras y en caminos diferentes.

6) Tienes expectativas muy altas de ti mismo.

Cuando eres un perfeccionista, tú eres tu peor crítico; te das cuenta de cada uno de tus errores y usualmente te castigas por ellos. Piensas que tienes que ser perfecto en todo lo que haces y dices, y si no cumples con tus expectativas, no sirves para nada. Como se dijo antes, nadie es perfecto, y es completamente normal equivocarnos para poder mejorar. Recuerda que no tiene nada de malo que nuestras expectativas estén dentro de los límites a los que somos capaces de llegar.

7) Relacionas tu trabajo con tu valor personal.

Sin importar cuál sea el trabajo que realices, piensas que si a alguien no le gusta tu trabajo, significa que tú tampoco le agradas. Tu valor como persona es equivalente al valor de tu trabajo, y esta clase de mentalidad sólo daña más tu autoestima. Si bien no a todos les gustará lo que haces (al igual que nunca podrás agradarle a todo el mundo), recuerda que una crítica constructiva hacia tu trabajo no es lo mismo que un insulto hacia tu persona.

8) Te cuesta aceptar el rechazo.

El rechazo (o el fracaso) es uno de tus mayores miedos. Buscas ser aceptado por los demás y que tanto tú como tu trabajo sean siempre el mejor. Pensar en el rechazo te paraliza y hasta puede ser la mayor causa de tu estrés. Desgraciadamente, el rechazo es algo que cada uno de nosotros debe enfrentar algún día. Mantén la cabeza en alto, recibe las críticas constructivas con la mente abierta, y sigue adelante. El mundo no se va a acabar.

¡Gracias y éxito!

Para mí es un privilegio que hayas decidido leer este libro. Espero que te haya sido de ayuda.

Me gustaría conocer de tus vivencias con el perfeccionismo. Siéntete en la libertad de escribirme a mmartinez@consejeria.net si deseas compartirme algún comentario, pregunta o tu experiencia.

Sígueme en mis redes sociales:
www.facebook.com/doctoramartinez
www.twitter.com/mmartinezpr
Websites y blogs:
www.relacionessanas.com
www.consejeria.net

Notas

1. National Institute of Mental Health (NIMH). https://www.nimh.nih.gov/health/statistics/prevalence/any-personality-disorder.shtml
   Out of the Fog. http://outofthefog.website/personality-disorder-statistics#pd1
2. Tyrer, P., Mulder, R., Crowford, M. and others. (2010) Personality disorders: A new global perspective. World Psychiarty. https://www.ncbi.nlm.nih.gov/pmc/articles/PMC2816919/
3. Benson, E. The many faces of perfectionism. http://www.apa.org/monitor/nov03/manyfaces.aspx
   Onwuegbuzie, A. J. y Daley, C. E. (1999). Personality and Individual Differences, V26 No 6. 1 Junio 1999, pp. 1089-1102
4. Frost, R.O., Marten, P., Lahart, C. y Roseblate, R. (1990). The dimensions of perfectionism. Cognitive Therapy and Research. Vol. 4, No. 5, pp 449-468.
5. Hamachek, D.E. (1978). Psychodynamics of normal and neurotic perfectionism.

Psychology, 15-33.

6. Hibbard, D.R. y Walton, G.E. (2012). Where does perfectionism come from?: A qualitative investigation of perfectionists and nonperfectionists. Social Behavior and Personality, Vol.40, No.7.
7. Craddok, A.E., Church, W., Harrison, F. y Sands, A. (2010). Family of origin qualities as predictor of religious dysfunctional perfectionism. Journal of Psychology and Theology. Vol. 38, No. 3.
8. The Dark Side of Perfectionism. http://www.livescience.com/6724-dark-side-perfectionism-revealed.html
   The Alarming New Research of Perfectionism. http://nymag.com/scienceofus/2014/09/alarming-new-research-on-perfectionism.html
   Flett, G.L., Hewitt, P.L. y Heisel, M.J. (2014). The destructiveness of perfectionism revisited: Implications for the assessment of suicide risk and the prevention of suicide. Review of General Psychology. Vol. 18, No. 3.
9. Deans List (Lista del Decano) es una categoría de estudiantes universitarios que alcanzan altas calificaciones durante sus estudios. Los Decanos de las Universidades en Estados Unidos (otros países también tienen su versión), nominan sus candidatos a la organización, quien a su vez publica un libro anual con los nombres y distinciones de los

estudiantes destacados que logran entrar a la lista. El libro (que en ocasiones es más de un tomo) se distribuye a las bibliotecas y otros lugares para beneficio de los nominados.
https://en.wikipedia.org/wiki/Dean's_list

10. The emperess has no clothes. http://amzn.to/2hYxGQl
11. Caltech Student Counseling Center https://counseling.caltech.edu/general/InfoandResources/Impostor
12. Cowman, S. E. & Ferrari, J. R. (2002). "Am I for real?" Predicting imposter tendencies from self handicapping and affective components. Social Behavior and Personality, 30(2), 119-126.
13. http://paulineroseclance.com/pdf/IPTestandscoring.pdf
14. Clance, P.R. & Imes, S. (1978). The Imposter Phenomenon in High Achieving Women: Dynamics and Therapeutic Intervention. *Psychotherapy Theory, Research and Practice*, 15(3). http://www.paulineroseclance.com/pdf/ip_high_achieving_women.pdf
15. Lanford, J. & Clance, P.R. (1993). The Impostor Phenomenon: Recent Research Findings Regarding Dynamics, Personality and Family Patterns and Their Implications for Treatment. *Psychotherapy*, 30(3). http://www.paulineroseclance.com/pdf/-Langford.pdf
16. *Locus de control* o lugar de control (LC) es un término psicológico que hace referencia a la percepción que tiene una

persona acerca de dónde se localiza el agente causal de los acontecimientos de su vida cotidiana. Es el grado en que un sujeto percibe que el origen de eventos, conductas y de su propio comportamiento es interno o externo a él. (Ver también http://www.revistaestudiostributarios.uchile.cl/index.php/RDP/article/viewFile/17338/18077)

Sobre la autora

La Dra. Mary Ann Martínez tiene práctica privada como Consejera Profesional Licenciada, Terapeuta de Parejas, Familias y Terapeuta Sexual.

Una *perfeccionista en recuperación*, la Dra. Martínez, es profesora universitaria, escritora, conferenciante, esposa, madre, suegra y abuela.

También es ministro ordenado de la Iglesia de Dios (Anderson, IN) y pastorea junto a su esposo la Iglesia de Dios de Turabo Gardens en la ciudad de Caguas, Puerto Rico.

www.ingramcontent.com/pod-product-compliance
Lightning Source LLC
Chambersburg PA
CBHW071000040426
42443CB00007B/588